CONVARD

editnalta

LE THALAMUS

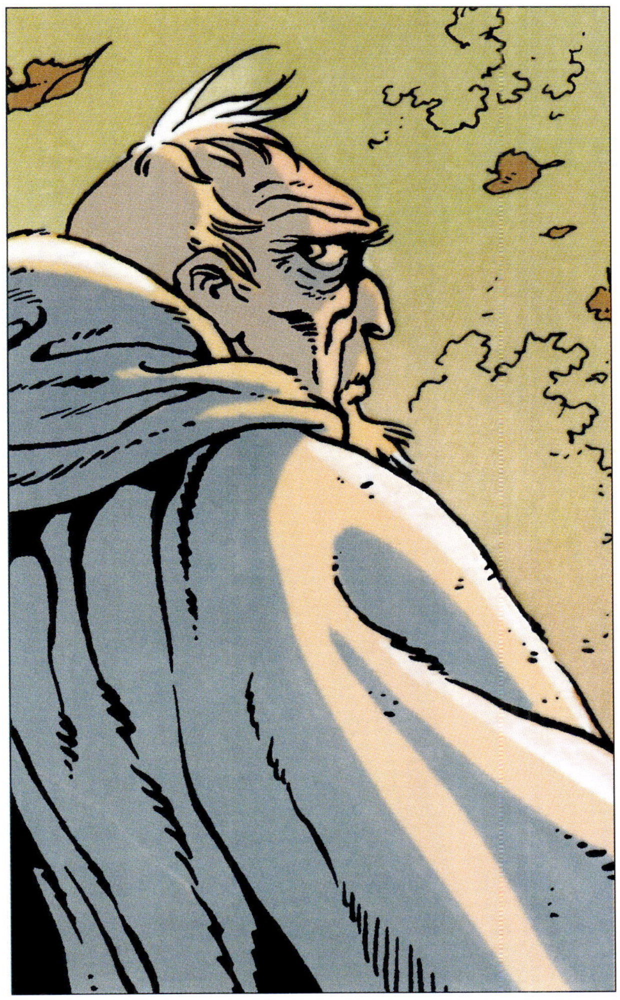

COULEURS : CONVARD ET PAUL

DARGAUD
EDITEUR
PARIS · BARCELONE · BRUXELLES · LAUSANNE · LONDRES · NEW YORK · STUTTGART

«Loi n°49-956 du 16 Juillet 1949
sur les publications destinées à la jeunesse».

Dépôt légal : avril 1997
ISBN : 2-205-04406-0

Imprimé en France-Publiphotoffset 93500 Pantin-en mars 1997
Printed in France

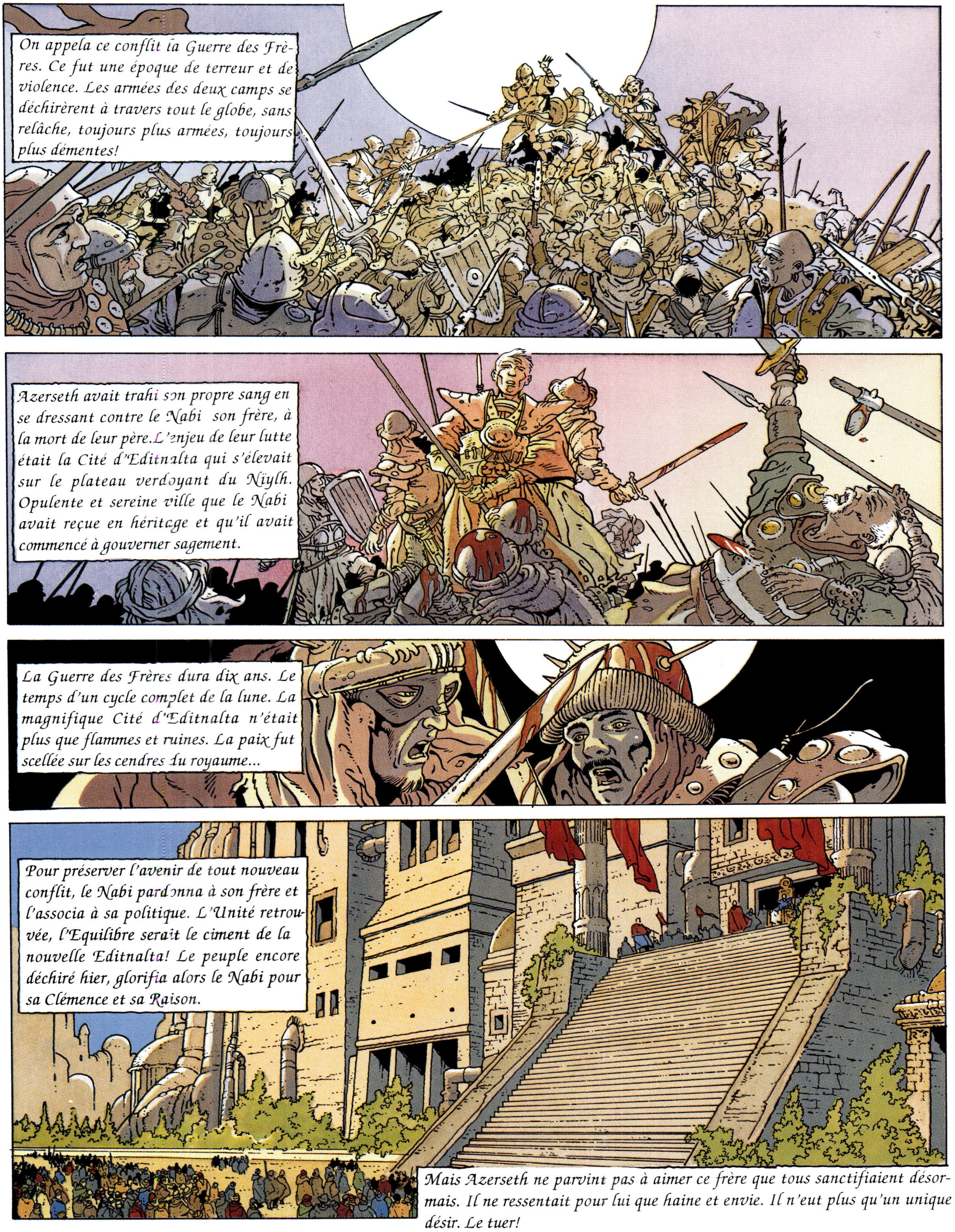
On appela ce conflit la Guerre des Frères. Ce fut une époque de terreur et de violence. Les armées des deux camps se déchirèrent à travers tout le globe, sans relâche, toujours plus armées, toujours plus démentes!
Azerseth avait trahi son propre sang en se dressant contre le Nabi son frère, à la mort de leur père. L'enjeu de leur lutte était la Cité d'Editnalta qui s'élevait sur le plateau verdoyant du Nïylh. Opulente et sereine ville que le Nabi avait reçue en héritage et qu'il avait commencé à gouverner sagement.
La Guerre des Frères dura dix ans. Le temps d'un cycle complet de la lune. La magnifique Cité d'Editnalta n'était plus que flammes et ruines. La paix fut scellée sur les cendres du royaume...
Pour préserver l'avenir de tout nouveau conflit, le Nabi pardonna à son frère et l'associa à sa politique. L'Unité retrouvée, l'Equilibre serait le ciment de la nouvelle Editnalta! Le peuple encore déchiré hier, glorifia alors le Nabi pour sa Clémence et sa Raison.
Mais Azerseth ne parvint pas à aimer ce frère que tous sanctifiaient désormais. Il ne ressentait pour lui que haine et envie. Il n'eut plus qu'un unique désir. Le tuer!

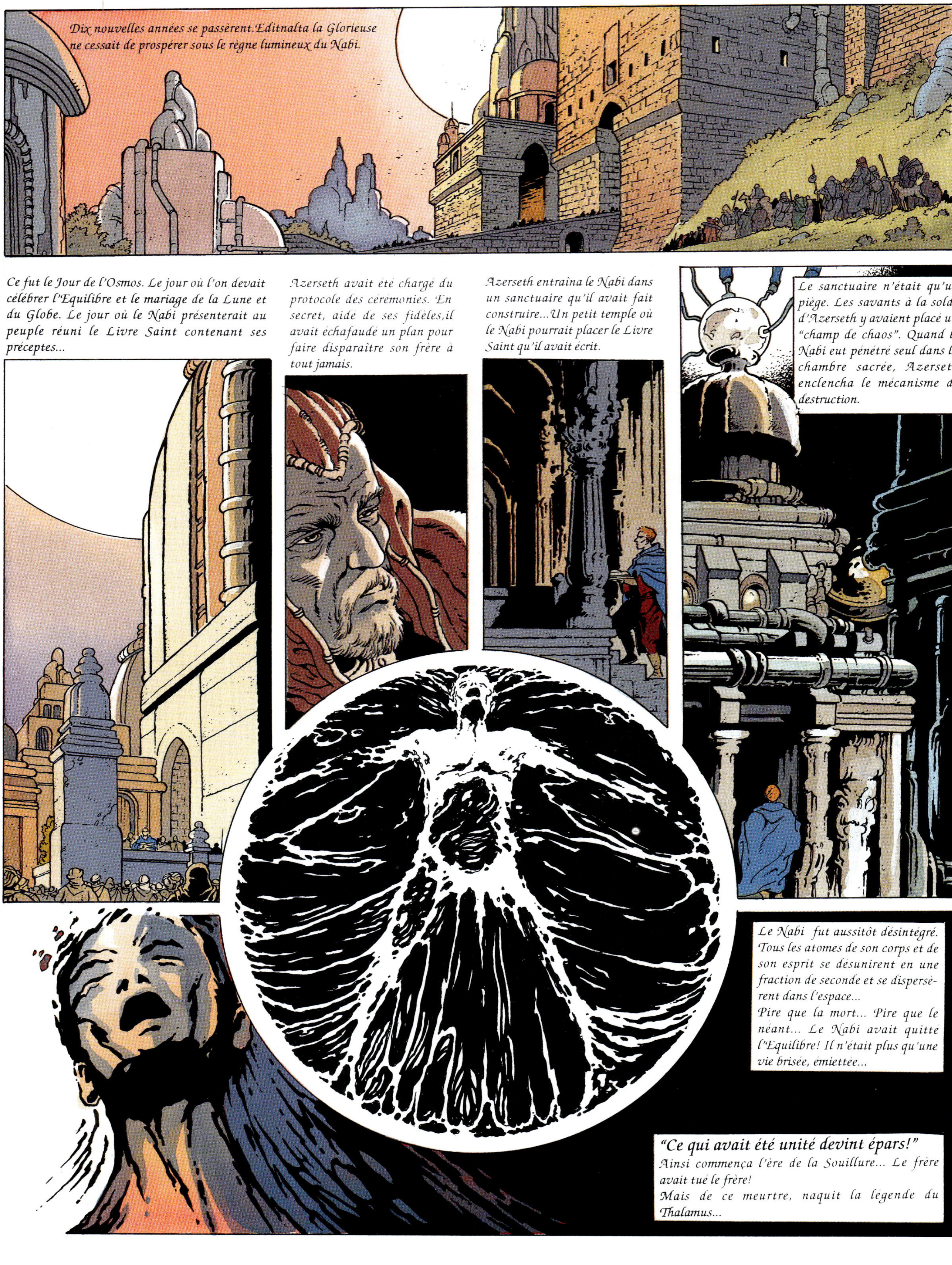
Dix nouvelles années se passèrent. Editnalta la Glorieuse ne cessait de prospérer sous le règne lumineux du Nabi.
Ce fut le Jour de l'Osmos. Le jour où l'on devait célébrer l'Equilibre et le mariage de la Lune et du Globe. Le jour où le Nabi présenterait au peuple réuni le Livre Saint contenant ses préceptes...
Azerseth avait été chargé du protocole des cérémonies. En secret, aidé de ses fidèles, il avait échafaudé un plan pour faire disparaître son frère à tout jamais.
Azerseth entraina le Nabi dans un sanctuaire qu'il avait fait construire... Un petit temple où le Nabi pourrait placer le Livre Saint qu'il avait écrit.
Le sanctuaire n'était qu'un piège. Les savants à la solde d'Azerseth y avaient placé un "champ de chaos". Quand le Nabi eut pénétré seul dans la chambre sacrée, Azerseth enclencha le mécanisme de destruction.
Le Nabi fut aussitôt désintégré. Tous les atomes de son corps et de son esprit se désunirent en une fraction de seconde et se dispersèrent dans l'espace...
Pire que la mort... Pire que le néant... Le Nabi avait quitté l'Equilibre! Il n'était plus qu'une vie brisée, émiettée...
"Ce qui avait été unité devint épars!"
Ainsi commença l'ère de la Souillure... Le frère avait tué le frère!
Mais de ce meurtre, naquit la légende du Thalamus...

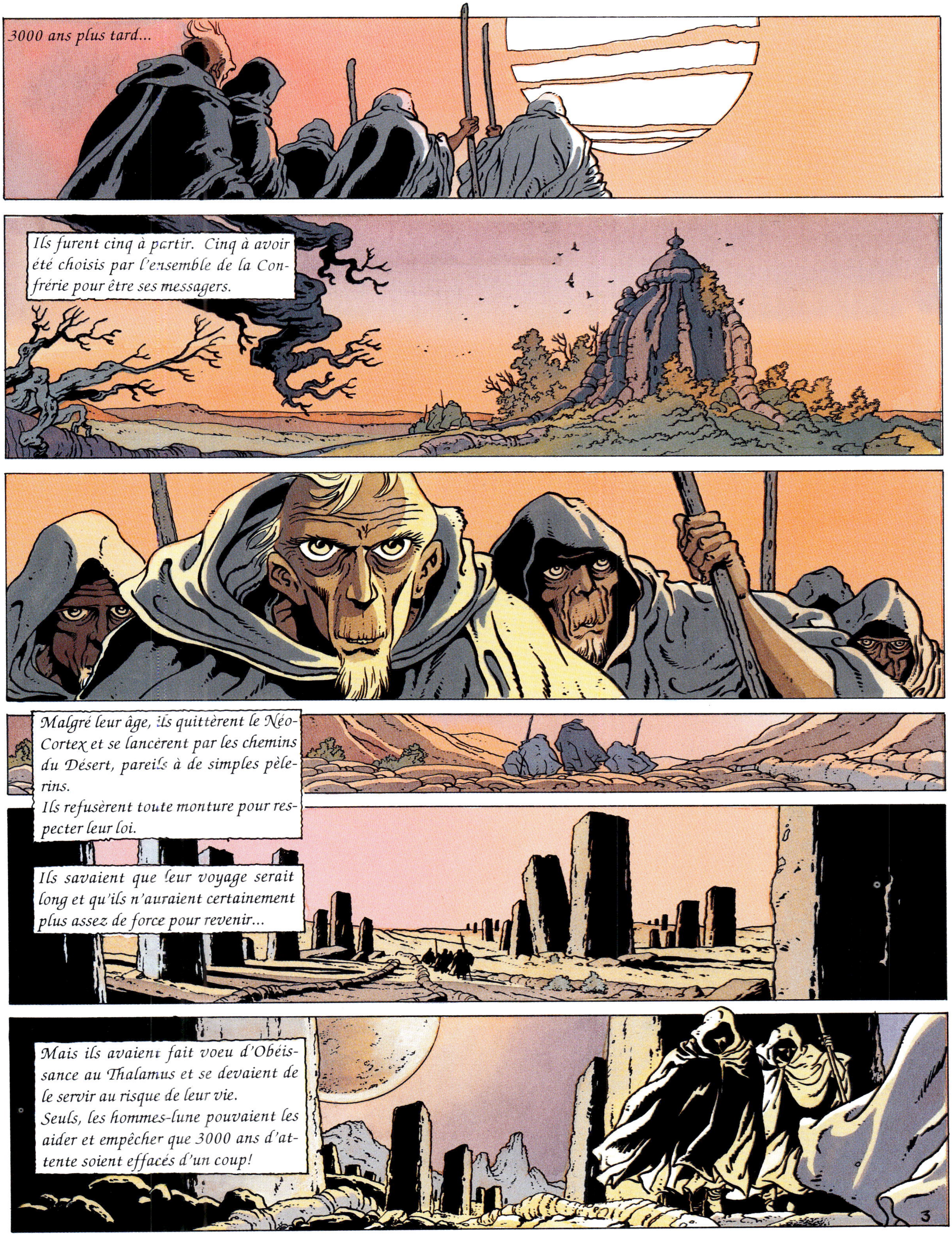
3000 ans plus tard...
Ils furent cinq à partir. Cinq à avoir été choisis par l'ensemble de la Confrérie pour être ses messagers.
Malgré leur âge, ils quittèrent le Néo-Cortex et se lancèrent par les chemins du Désert, pareils à de simples pèlerins.
Ils refusèrent toute monture pour respecter leur loi.
Ils savaient que leur voyage serait long et qu'ils n'auraient certainement plus assez de force pour revenir...
Mais ils avaient fait voeu d'Obéissance au Thalamus et se devaient de le servir au risque de leur vie.
Seuls, les hommes-lune pouvaient les aider et empêcher que 3000 ans d'attente soient effacés d'un coup!

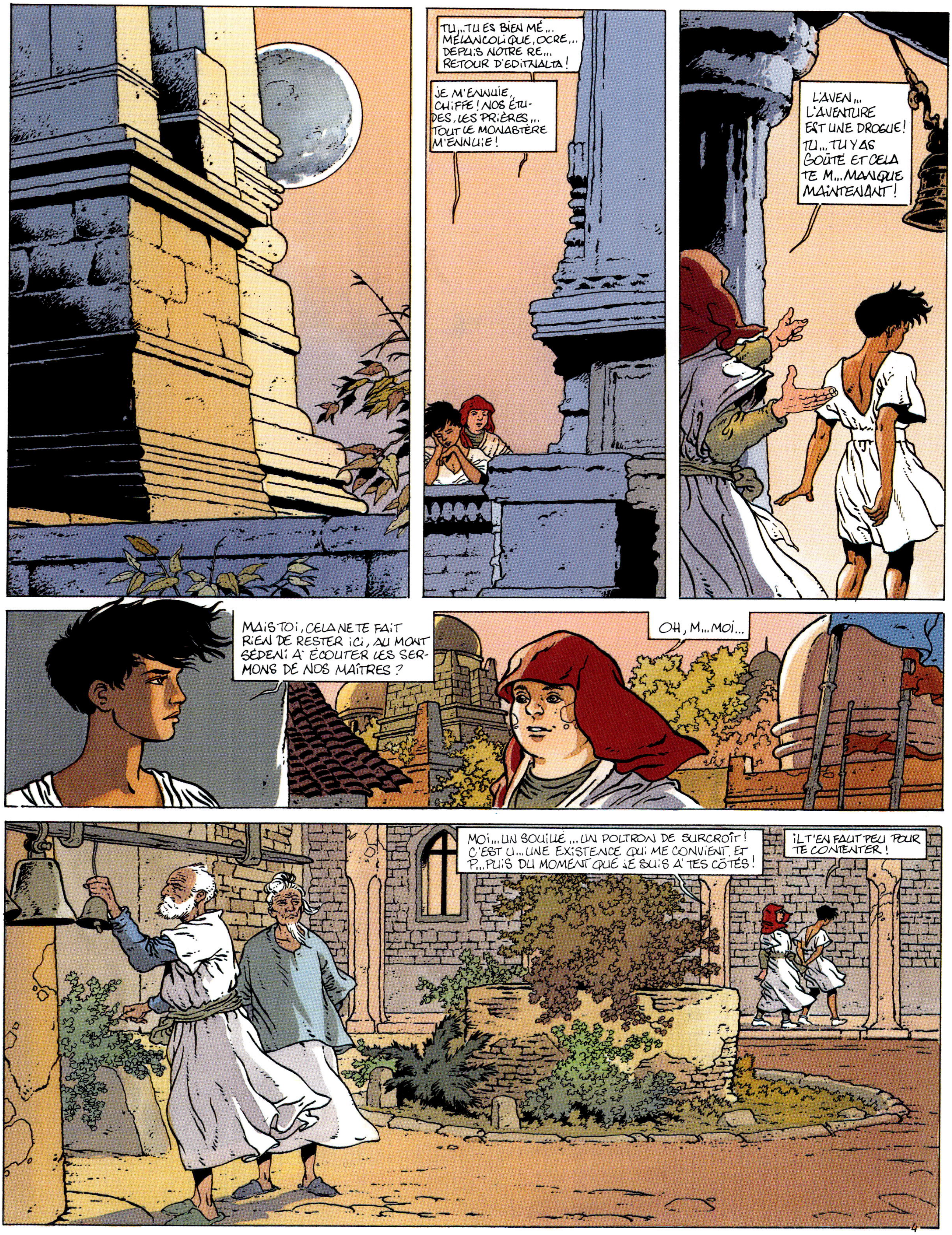
TU,..TU ES BIEN MÉ... MÉLANCOLIQUE, OCRE,.. DEPUIS NOTRE RE... RETOUR D'EDITNALTA!
JE M'ENNUIE, CHIFFE! NOS ÉTUDES, LES PRIÈRES,.. TOUT LE MONASTÈRE M'ENNUIE!
L'AVEN... L'AVENTURE EST UNE DROGUE! TU... TU Y AS GOÛTÉ ET CELA TE M... MANQUE MAINTENANT!
MAIS TOI, CELA NE TE FAIT RIEN DE RESTER ICI, AU MONT SÉDENI À ÉCOUTER LES SERMONS DE NOS MAÎTRES?
OH, M... MOI...
MOI... UN SOUILLÉ... UN POLTRON DE SURCROÎT! C'EST U... UNE EXISTENCE QUI ME CONVIENT. ET P... PUIS DU MOMENT QUE JE SUIS À TES CÔTÉS!
IL T'EN FAUT PEU POUR TE CONTENTER!

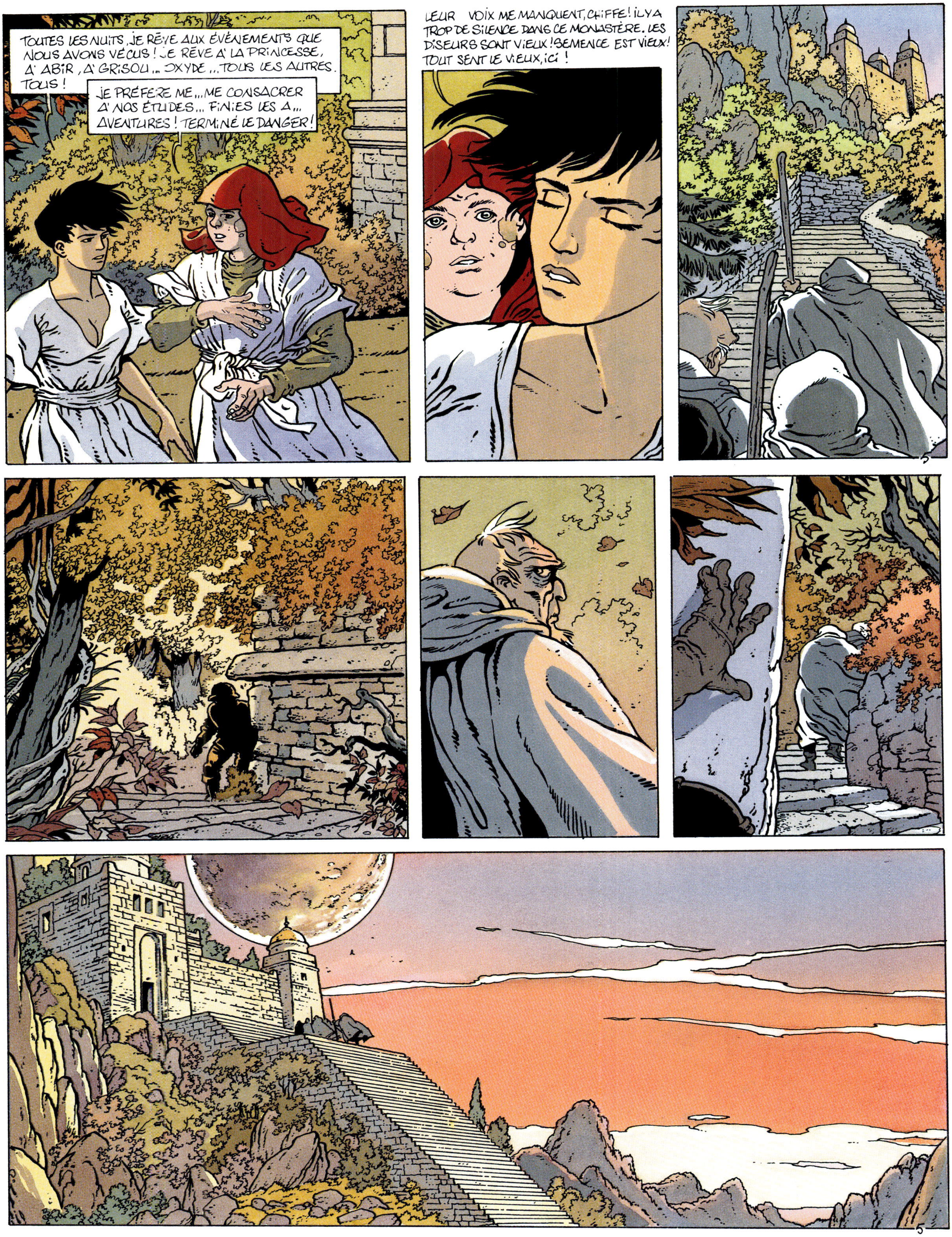
TOUTES LES NUITS, JE RÊVE AUX ÉVÉNEMENTS QUE NOUS AVONS VÉCUS ! JE RÊVE À LA PRINCESSE, À ABIR, À GRISOU... OXYDE... TOUS LES AUTRES. TOUS !
JE PRÉFÈRE ME... ME CONSACRER À NOS ÉTUDES... FINIES LES A... AVENTURES ! TERMINÉ LE DANGER !
LEUR VOIX ME MANQUENT, CHIFFE ! IL Y A TROP DE SILENCE DANS CE MONASTÈRE. LES DISEURS SONT VIEUX ! SEMENCE EST VIEUX ! TOUT SENT LE VIEUX, ICI !

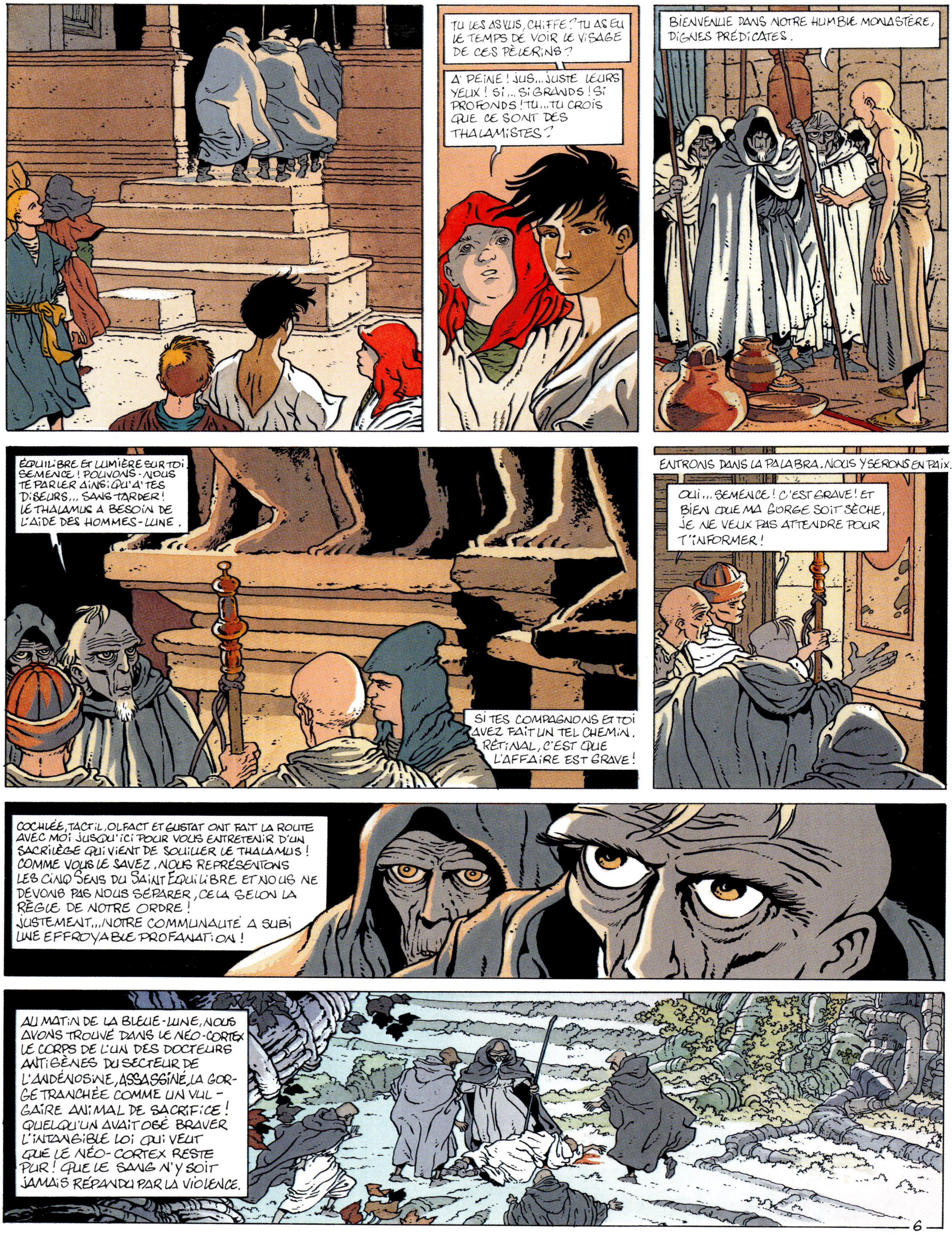

TU LES AS VUS, CHIFFE? TU AS EU LE TEMPS DE VOIR LE VISAGE DE CES PÈLERINS?
À PEINE! JUS... JUSTE LEURS YEUX! SI... SI GRANDS! SI PROFONDS! TU... TU CROIS QUE CE SONT DES THALAMISTES?
BIENVENUE DANS NOTRE HUMBLE MONASTÈRE, DIGNES PRÉDICATES.
ÉQUILIBRE ET LUMIÈRE SUR TOI SEMENCE! POUVONS-NOUS TE PARLER AINSI QU'À TES DISEURS... SANS TARDER! LE THALAMUS A BESOIN DE L'AIDE DES HOMMES-LUNE.
SI TES COMPAGNONS ET TOI AVEZ FAIT UN TEL CHEMIN, RÉTINAL, C'EST QUE L'AFFAIRE EST GRAVE!
ENTRONS DANS LA PALABRA. NOUS Y SERONS EN PAIX.
OUI... SEMENCE! C'EST GRAVE! ET BIEN QUE MA GORGE SOIT SÈCHE, JE NE VEUX PAS ATTENDRE POUR T'INFORMER!
COCHLÉE, TACTIL, OLFACT ET GUSTAT ONT FAIT LA ROUTE AVEC MOI JUSQU'ICI POUR VOUS ENTRETENIR D'UN SACRILÈGE QUI VIENT DE SOUILLER LE THALAMUS! COMME VOUS LE SAVEZ, NOUS REPRÉSENTONS LES CINQ SENS DU SAINT ÉQUILIBRE ET NOUS NE DEVONS PAS NOUS SÉPARER, CELA SELON LA RÈGLE DE NOTRE ORDRE! JUSTEMENT... NOTRE COMMUNAUTÉ A SUBI UNE EFFROYABLE PROFANATION!
AU MATIN DE LA BLEUE-LUNE, NOUS AVONS TROUVÉ DANS LE NÉO-CORTEX LE CORPS DE L'UN DES DOCTEURS ANTIGÈNES DU SECTEUR DE L'ANDÉNOSINE, ASSASSINÉ, LA GORGE TRANCHÉE COMME UN VULGAIRE ANIMAL DE SACRIFICE! QUELQU'UN AVAIT OSÉ BRAVER L'INTANGIBLE LOI QUI VEUT QUE LE NÉO-CORTEX RESTE PUR! QUE LE SANG N'Y SOIT JAMAIS RÉPANDU PAR LA VIOLENCE.

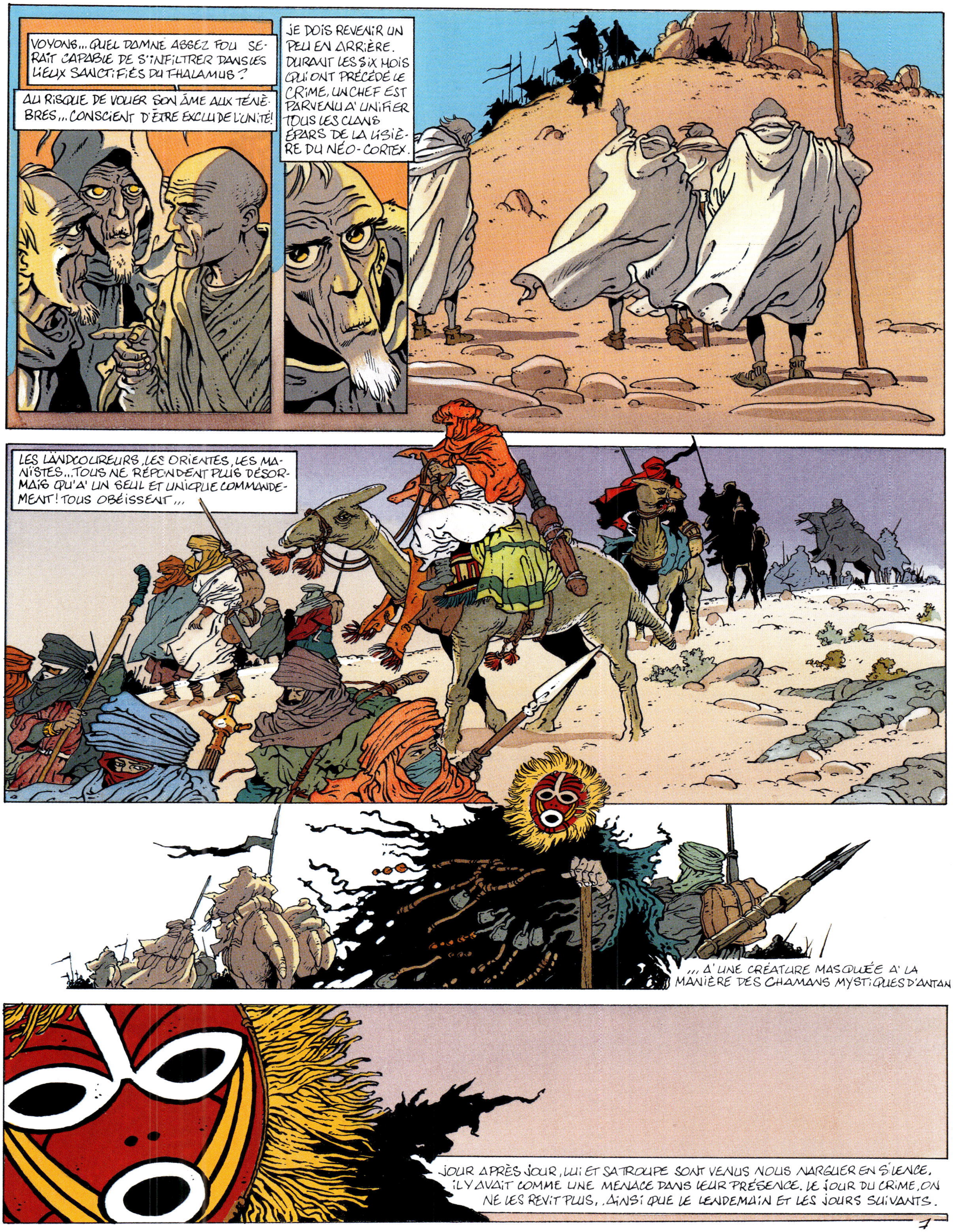
VOYONS... QUEL DAMNÉ ASSEZ FOU SERAIT CAPABLE DE S'INFILTRER DANS LES LIEUX SANCTIFIÉS DU THALAMUS ?
AU RISQUE DE VOUER SON ÂME AUX TÉNÈBRES... CONSCIENT D'ÊTRE EXCLU DE L'UNITÉ!
JE DOIS REVENIR UN PEU EN ARRIÈRE. DURANT LES SIX MOIS QUI ONT PRÉCÉDÉ LE CRIME, UN CHEF EST PARVENU À UNIFIER TOUS LES CLANS ÉPARS DE LA LISIÈRE DU NÉO-CORTEX.
LES LANDCOUREURS, LES ORIENTÉS, LES MANISTES... TOUS NE RÉPONDENT PLUS DÉSORMAIS QU'À UN SEUL ET UNIQUE COMMANDEMENT! TOUS OBÉISSENT...
... À UNE CRÉATURE MASQUÉE À LA MANIÈRE DES CHAMANS MYSTIQUES D'ANTAN
JOUR APRÈS JOUR, LUI ET SA TROUPE SONT VENUS NOUS NARGUER EN SILENCE. IL Y AVAIT COMME UNE MENACE DANS LEUR PRÉSENCE. LE JOUR DU CRIME, ON NE LES REVIT PLUS, AINSI QUE LE LENDEMAIN ET LES JOURS SUIVANTS.

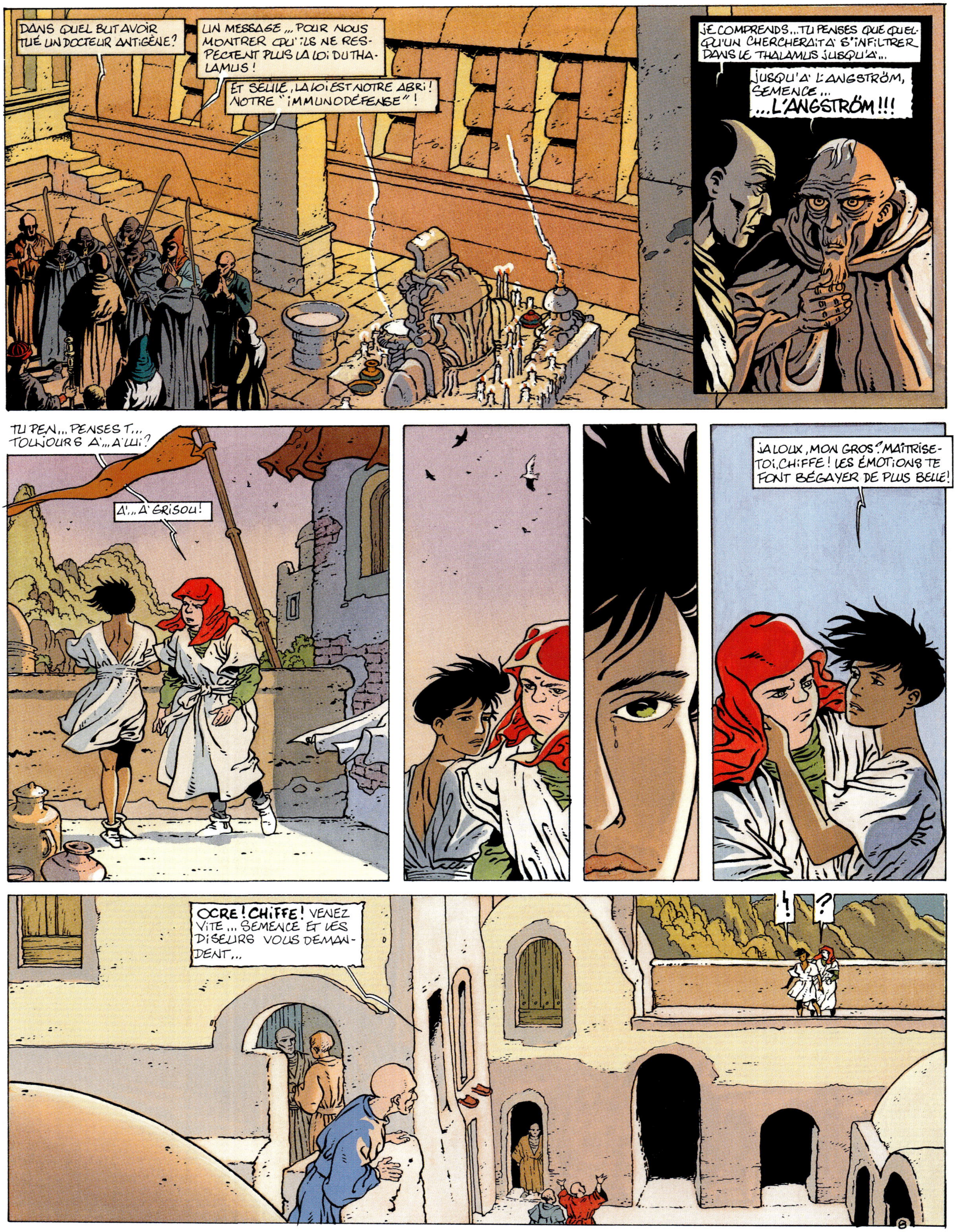
DANS QUEL BUT AVOIR TUÉ UN DOCTEUR ANTIGÈNE?
UN MESSAGE... POUR NOUS MONTRER QU'ILS NE RESPECTENT PLUS LA LOI DU THALAMUS!
ET SEULE, LA LOI EST NOTRE ABRI! NOTRE "IMMUNODÉFENSE"!
JE COMPRENDS... TU PENSES QUE QUELQU'UN CHERCHERAIT À S'INFILTRER DANS LE THALAMUS JUSQU'À...
JUSQU'À L'ANGSTRÖM, SEMENCE... ...L'ANGSTRÖM!!!
TU PEN... PENSES T... TOUJOURS À... À LUI?
À... À GRISOU!
JALOUX, MON GROS? MAÎTRISE-TOI, CHIFFE! LES ÉMOTIONS TE FONT BÉGAYER DE PLUS BELLE!
OCRE! CHIFFE! VENEZ VITE... SEMENCE ET LES DISEURS VOUS DEMANDENT...
!
?

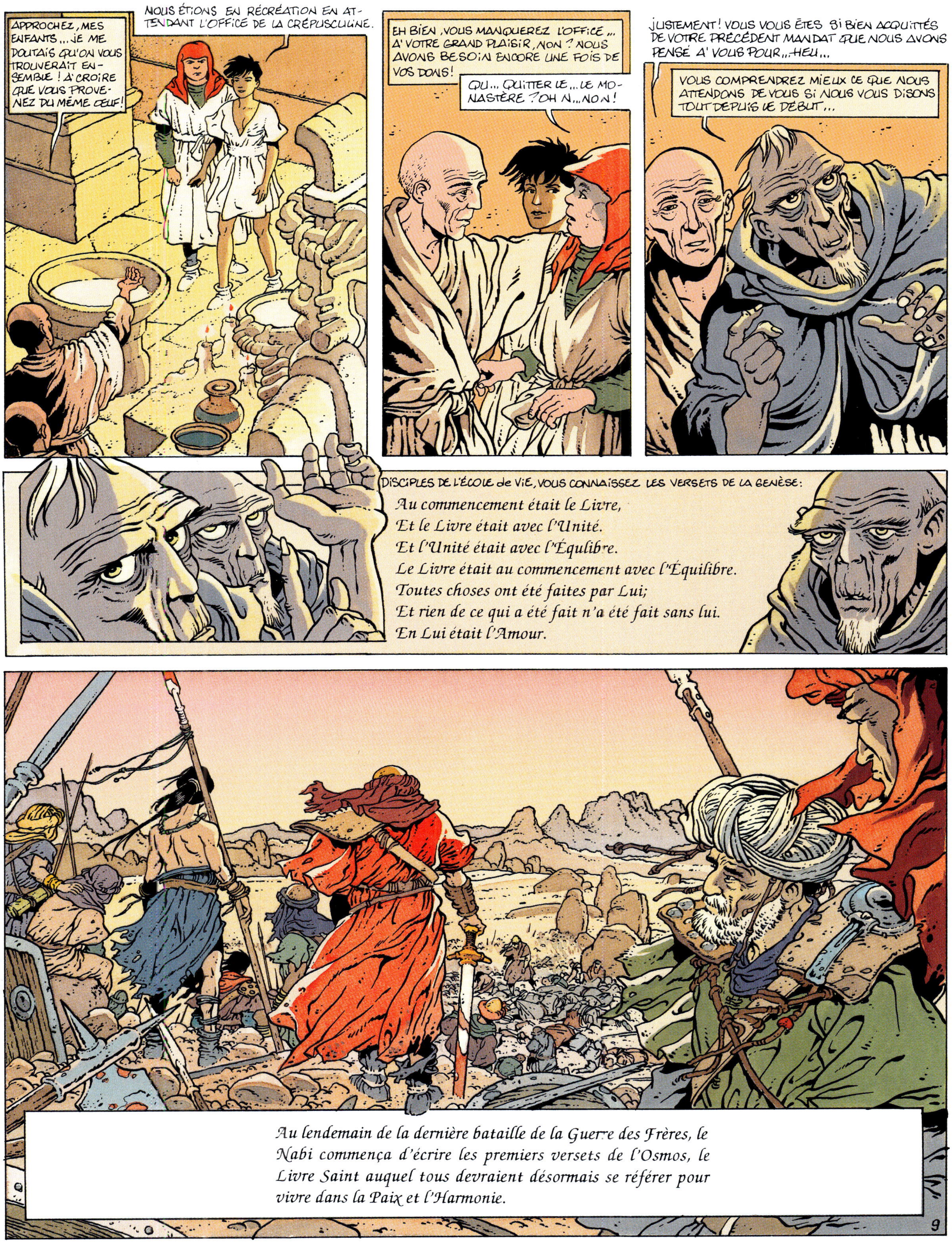

APPROCHEZ, MES ENFANTS... JE ME DOUTAIS QU'ON VOUS TROUVERAIT ENSEMBLE ! A CROIRE QUE VOUS PROVENEZ DU MÊME OEUF!
NOUS ÉTIONS EN RÉCRÉATION EN ATTENDANT L'OFFICE DE LA CRÉPUSCULINE.
EH BIEN, VOUS MANQUEREZ L'OFFICE... A VOTRE GRAND PLAISIR, NON ? NOUS AVONS BESOIN ENCORE UNE FOIS DE VOS DONS!
QU... QUITTER LE... LE MONASTÈRE ? OH N... NON!
JUSTEMENT! VOUS VOUS ÊTES SI BIEN ACQUITTÉS DE VOTRE PRÉCÉDENT MANDAT QUE NOUS AVONS PENSÉ A VOUS POUR... HEU...
VOUS COMPRENDREZ MIEUX CE QUE NOUS ATTENDONS DE VOUS SI NOUS VOUS DISONS TOUT DEPUIS LE DÉBUT...
DISCIPLES DE L'ÉCOLE de VIE, VOUS CONNAISSEZ LES VERSETS DE LA GENÈSE:
Au commencement était le Livre,
Et le Livre était avec l'Unité.
Et l'Unité était avec l'Équlibre.
Le Livre était au commencement avec l'Équilibre.
Toutes choses ont été faites par Lui;
Et rien de ce qui a été fait n'a été fait sans lui.
En Lui était l'Amour.
Au lendemain de la dernière bataille de la Guerre des Frères, le Nabi commença d'écrire les premiers versets de l'Osmos, le Livre Saint auquel tous devraient désormais se référer pour vivre dans la Paix et l'Harmonie.
9

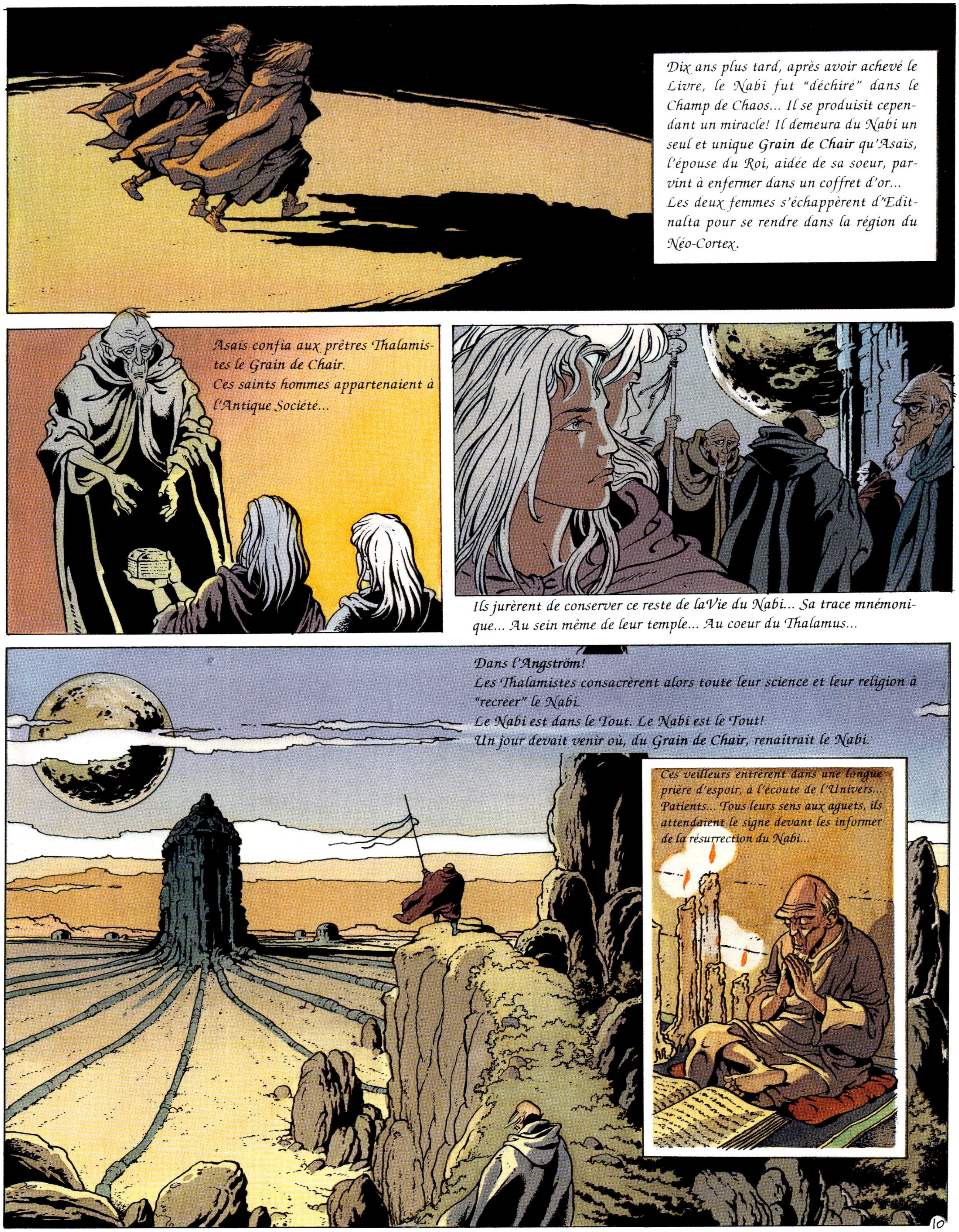
Dix ans plus tard, après avoir achevé le Livre, le Nabi fut "déchiré" dans le Champ de Chaos... Il se produisit cependant un miracle! Il demeura du Nabi un seul et unique Grain de Chair qu'Asaïs, l'épouse du Roi, aidée de sa soeur, parvint à enfermer dans un coffret d'or... Les deux femmes s'échappèrent d'Editnalta pour se rendre dans la région du Néo-Cortex.
Asaïs confia aux prêtres Thalamistes le Grain de Chair. Ces saints hommes appartenaient à l'Antique Société...
Ils jurèrent de conserver ce reste de la Vie du Nabi... Sa trace mnémonique... Au sein même de leur temple... Au coeur du Thalamus...
Dans l'Angström!
Les Thalamistes consacrèrent alors toute leur science et leur religion à "recréer" le Nabi.
Le Nabi est dans le Tout. Le Nabi est le Tout!
Un jour devait venir où, du Grain de Chair, renaîtrait le Nabi.
Ces veilleurs entrèrent dans une longue prière d'espoir, à l'écoute de l'Univers... Patients... Tous leurs sens aux aguets, ils attendaient le signe devant les informer de la résurrection du Nabi...
10

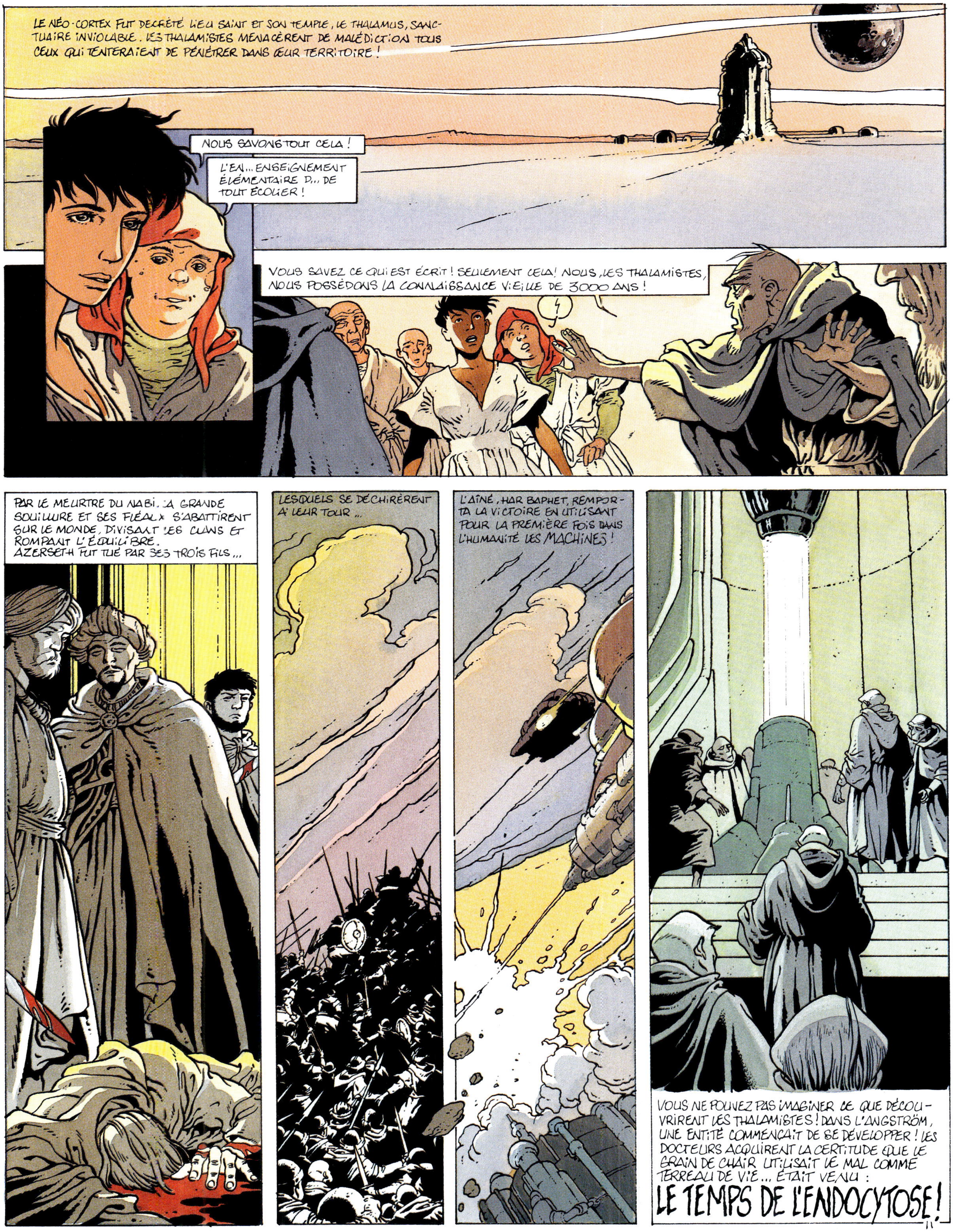
LE NÉO-CORTEX FUT DÉCRÉTÉ LIEU SAINT ET SON TEMPLE, LE THALAMUS, SANCTUAIRE INVIOLABLE. LES THALAMISTES MENACÈRENT DE MALÉDICTION TOUS CEUX QUI TENTERAIENT DE PÉNÉTRER DANS LEUR TERRITOIRE !
NOUS SAVONS TOUT CELA !
L'EN... ENSEIGNEMENT ÉLÉMENTAIRE D... DE TOUT ÉCOLIER !
VOUS SAVEZ CE QUI EST ÉCRIT ! SEULEMENT CELA ! NOUS, LES THALAMISTES, NOUS POSSÉDONS LA CONNAISSANCE VIEILLE DE 3000 ANS !
PAR LE MEURTRE DU NABI, LA GRANDE SOUILLURE ET SES FLÉAUX S'ABATTIRENT SUR LE MONDE, DIVISANT LES CLANS ET ROMPANT L'ÉQUILIBRE.
AZERSETH FUT TUÉ PAR SES TROIS FILS...
LESQUELS SE DÉCHIRÈRENT À LEUR TOUR...
L'AÎNÉ, HAR BAPHET, REMPORTA LA VICTOIRE EN UTILISANT POUR LA PREMIÈRE FOIS DANS L'HUMANITÉ LES MACHINES !
VOUS NE POUVEZ PAS IMAGINER CE QUE DÉCOUVRIRENT LES THALAMISTES ! DANS L'ANGSTRÖM, UNE ENTITÉ COMMENÇAIT DE SE DÉVELOPPER ! LES DOCTEURS ACQUIRENT LA CERTITUDE QUE LE GRAIN DE CHAIR UTILISAIT LE MAL COMME TERREAU DE VIE... ÉTAIT VENU :
LE TEMPS DE L'ENDOCYTOSE !

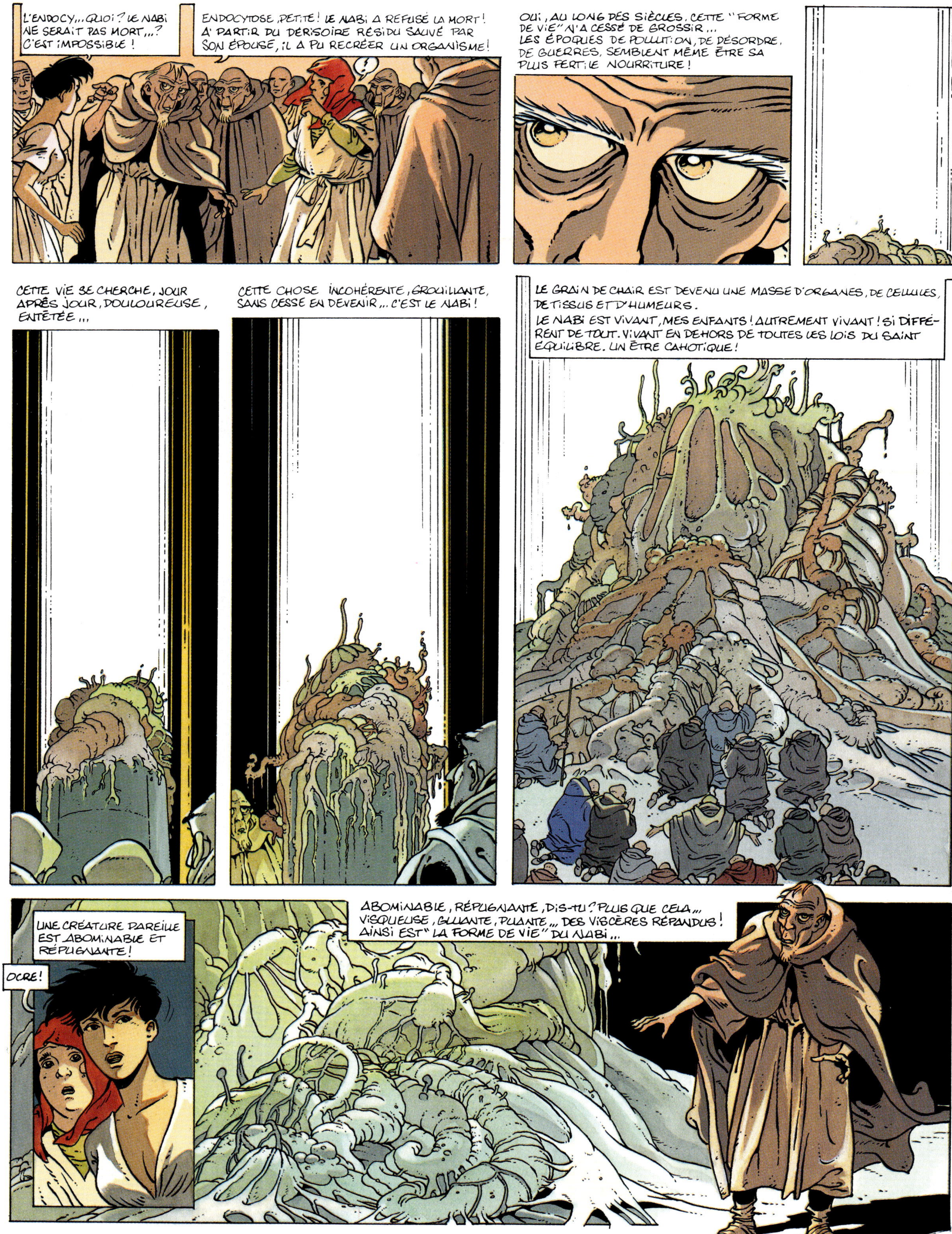

L'ENDOCY... QUOI? LE NABI NE SERAIT PAS MORT...? C'EST IMPOSSIBLE!
ENDOCYTOSE, PETITE! LE NABI A REFUSÉ LA MORT! À PARTIR DU DÉRISOIRE RÉSIDU SAUVÉ PAR SON ÉPOUSE, IL A PU RECRÉER UN ORGANISME!
?
OUI, AU LONG DES SIÈCLES, CETTE "FORME DE VIE" N'A CESSÉ DE GROSSIR... LES ÉPOQUES DE POLLUTION, DE DÉSORDRE, DE GUERRES, SEMBLENT MÊME ÊTRE SA PLUS FERTILE NOURRITURE!
CETTE VIE SE CHERCHE, JOUR APRÈS JOUR, DOULOUREUSE, ENTÊTÉE...
CETTE CHOSE INCOHÉRENTE, GROUILLANTE, SANS CESSE EN DEVENIR... C'EST LE NABI!
LE GRAIN DE CHAIR EST DEVENU UNE MASSE D'ORGANES, DE CELLULES, DE TISSUS ET D'HUMEURS.
LE NABI EST VIVANT, MES ENFANTS! AUTREMENT VIVANT! SI DIFFÉRENT DE TOUT. VIVANT EN DEHORS DE TOUTES LES LOIS DU SAINT ÉQUILIBRE. UN ÊTRE CAHOTIQUE!
UNE CRÉATURE PAREILLE EST ABOMINABLE ET RÉPUGNANTE!
OCRE!
ABOMINABLE, RÉPUGNANTE, DIS-TU? PLUS QUE CELA... VISQUEUSE, GLUANTE, PUANTE... DES VISCÈRES RÉPANDUS! AINSI EST "LA FORME DE VIE" DU NABI...
12

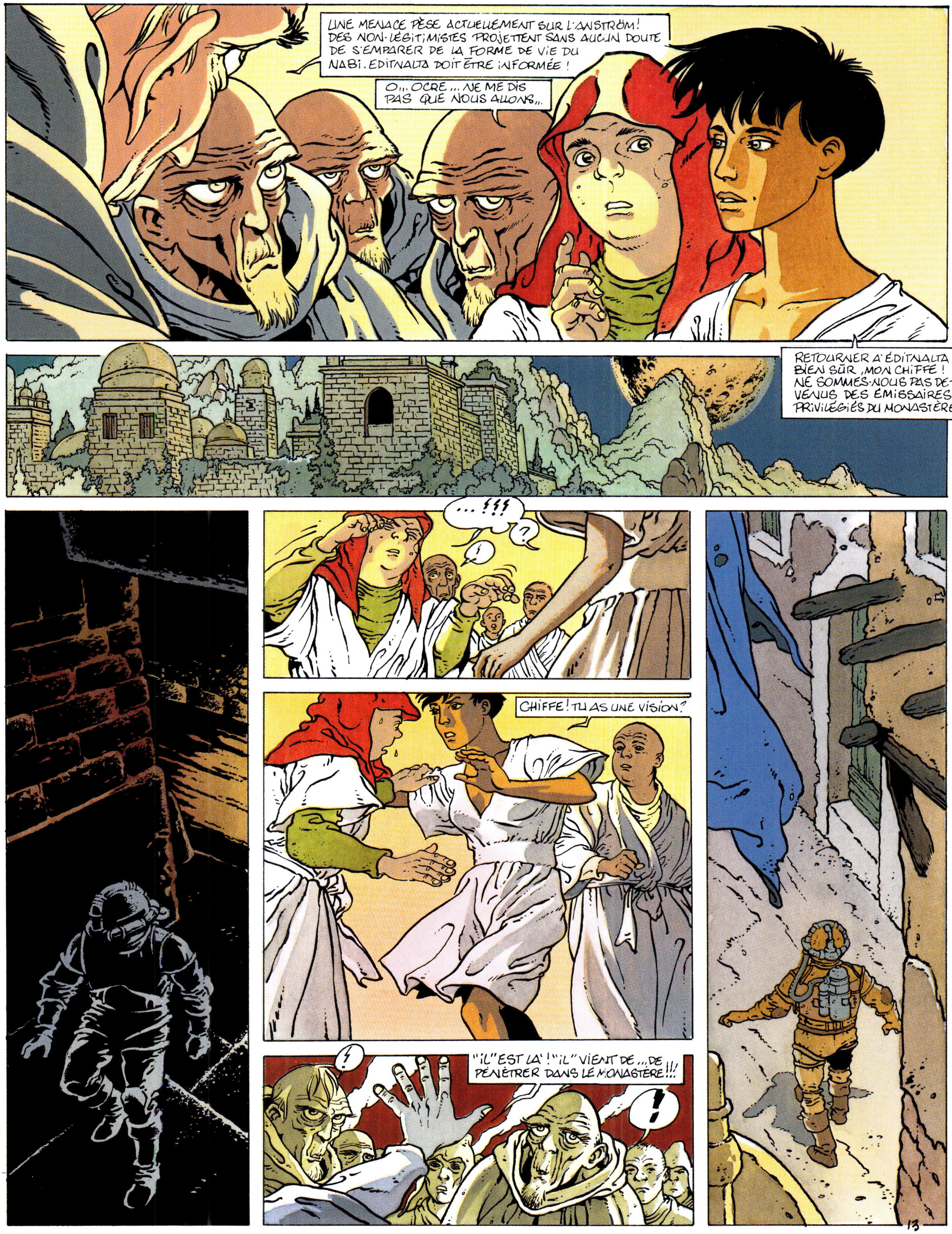
UNE MENACE PÈSE ACTUELLEMENT SUR L'ANSTRÖM! DES NON-LÉGITIMISTES PROJETTENT SANS AUCUN DOUTE DE S'EMPARER DE LA FORME DE VIE DU NABI. EDITNALTA DOIT ÊTRE INFORMÉE!
O... OCRE... NE ME DIS PAS QUE NOUS ALLONS...
RETOURNER À ÉDITNALTA, BIEN SÛR, MON CHIFFE! NE SOMMES-NOUS PAS DEVENUS DES ÉMISSAIRES PRIVILÉGIÉS DU MONASTÈRE?
...!!!
?
!
CHIFFE! TU AS UNE VISION?
!
"IL" EST LÀ! "IL" VIENT DE... DE PÉNÉTRER DANS LE MONASTÈRE!!!
!
13

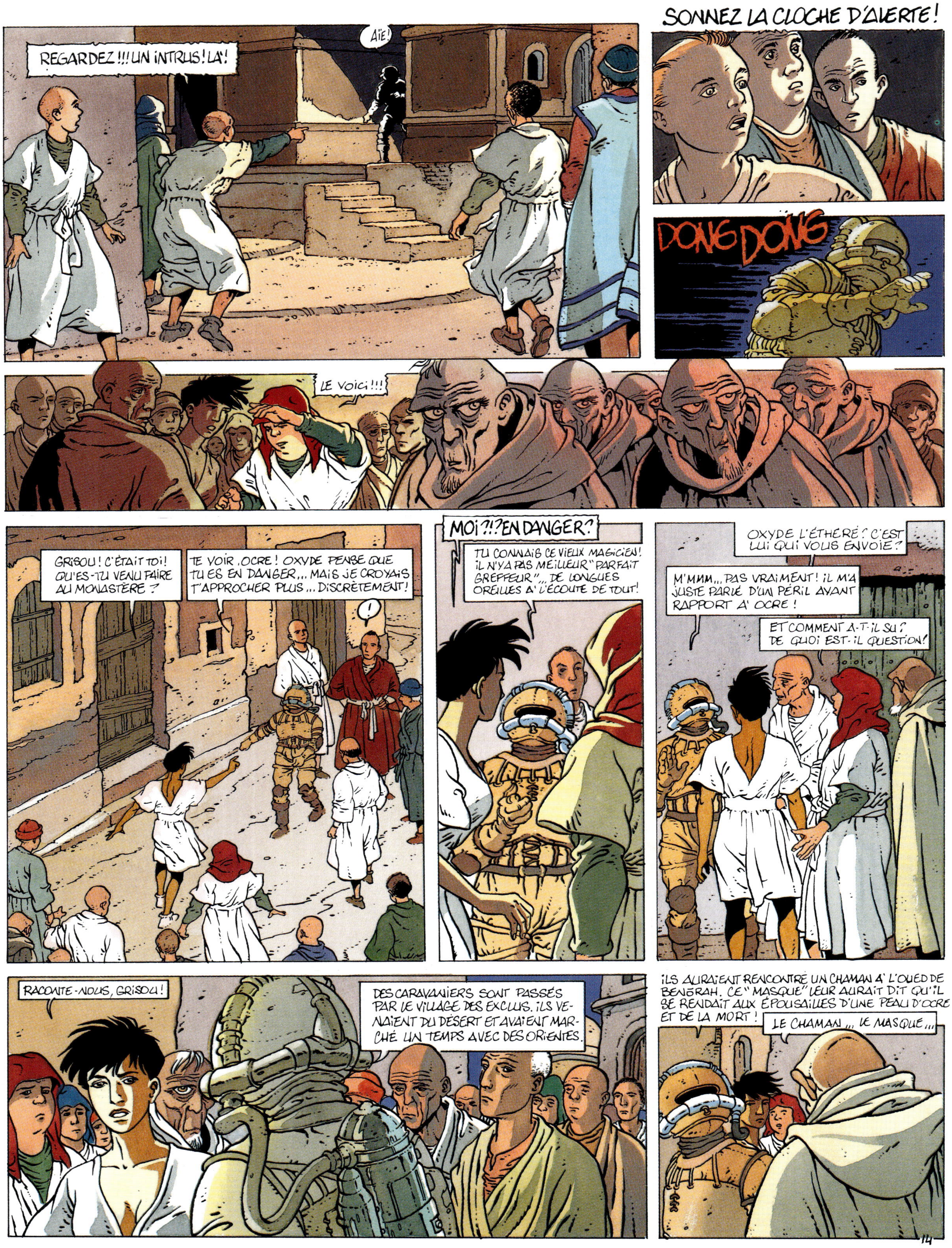
REGARDEZ !!! UN INTRUS ! LÀ !
AÏE !
SONNEZ LA CLOCHE D'ALERTE !
DONG DONG
LE VOICI !!!
GRISOU ! C'ÉTAIT TOI ! QU'ES-TU VENU FAIRE AU MONASTÈRE ?
TE VOIR, OCRE ! OXYDE PENSE QUE TU ES EN DANGER,.. MAIS JE CROYAIS T'APPROCHER PLUS... DISCRÈTEMENT !
!
MOI ?!? EN DANGER ?
TU CONNAIS CE VIEUX MAGICIEN ! IL N'Y A PAS MEILLEUR "PARFAIT GREFFEUR",.. DE LONGUES OREILLES À L'ÉCOUTE DE TOUT !
OXYDE L'ÉTHÉRÉ ? C'EST LUI QUI VOUS ENVOIE ?
M'MMM,.. PAS VRAIMENT ! IL M'A JUSTE PARLÉ D'UN PÉRIL AYANT RAPPORT À OCRE !
ET COMMENT A-T-IL SU ? DE QUOI EST-IL QUESTION !
RACONTE-NOUS, GRISOU !
DES CARAVANIERS SONT PASSÉS PAR LE VILLAGE DES EXCLUS. ILS VENAIENT DU DÉSERT ET AVAIENT MARCHÉ UN TEMPS AVEC DES ORIENTES.
ILS AURAIENT RENCONTRÉ UN CHAMAN À L'OUED DE BENŌRAH. CE "MASQUE" LEUR AURAIT DIT QU'IL SE RENDAIT AUX ÉPOUSAILLES D'UNE PEAU D'OCRE ET DE LA MORT !
LE CHAMAN,.. LE MASQUE,..
14

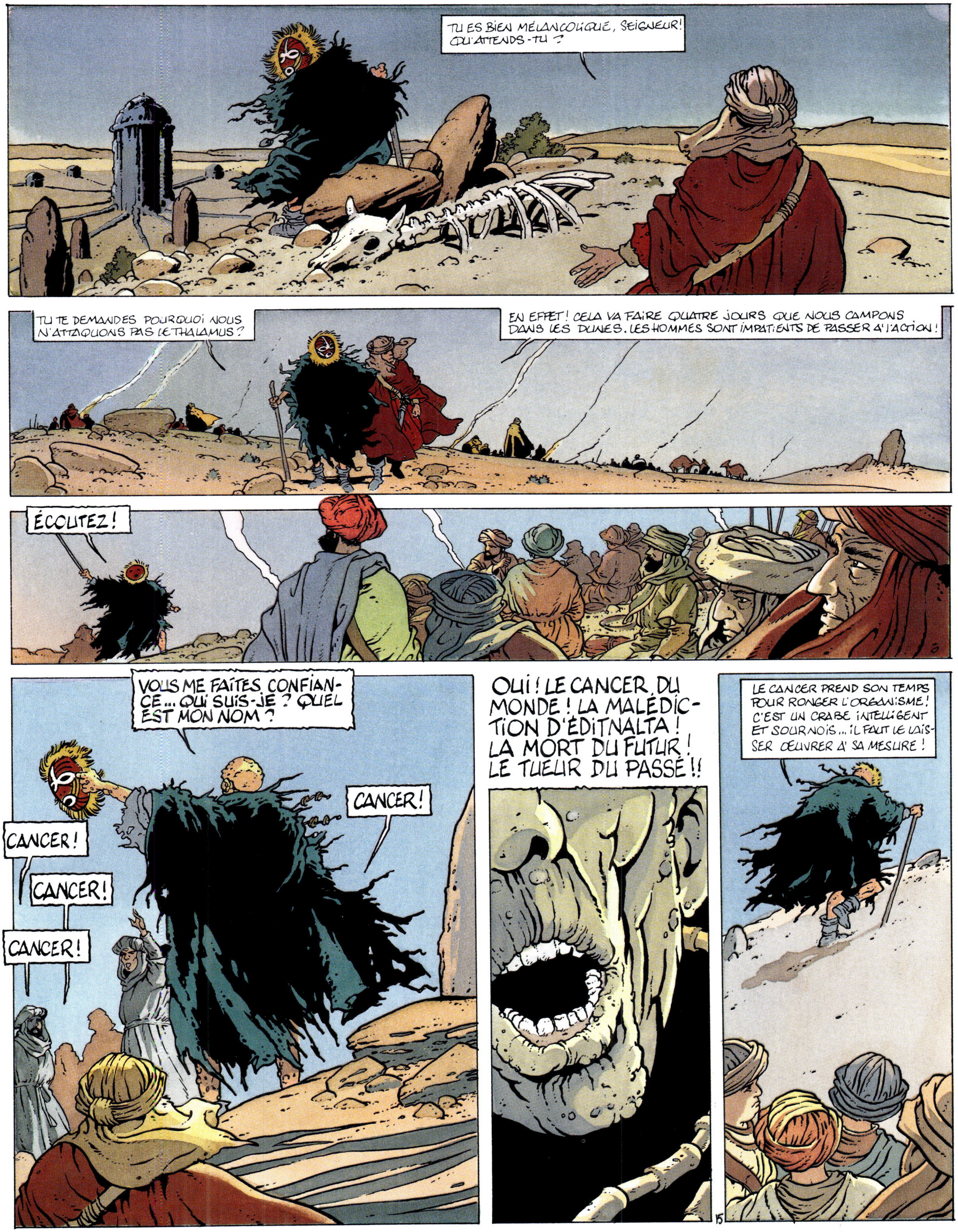

TU ES BIEN MÉLANCOLIQUE, SEIGNEUR! QU'ATTENDS-TU ?
TU TE DEMANDES POURQUOI NOUS N'ATTAQUONS PAS LE THALAMUS ?
EN EFFET! CELA VA FAIRE QUATRE JOURS QUE NOUS CAMPONS DANS LES DUNES. LES HOMMES SONT IMPATIENTS DE PASSER À L'ACTION!
ÉCOUTEZ!
VOUS ME FAITES CONFIANCE... QUI SUIS-JE ? QUEL EST MON NOM ?
CANCER!
CANCER!
CANCER!
CANCER!
OUI! LE CANCER DU MONDE! LA MALÉDICTION D'ÉDITNALTA! LA MORT DU FUTUR! LE TUEUR DU PASSÉ!!
LE CANCER PREND SON TEMPS POUR RONGER L'ORGANISME! C'EST UN CRABE INTELLIGENT ET SOURNOIS... IL FAUT LE LAISSER OEUVRER À SA MESURE!
15

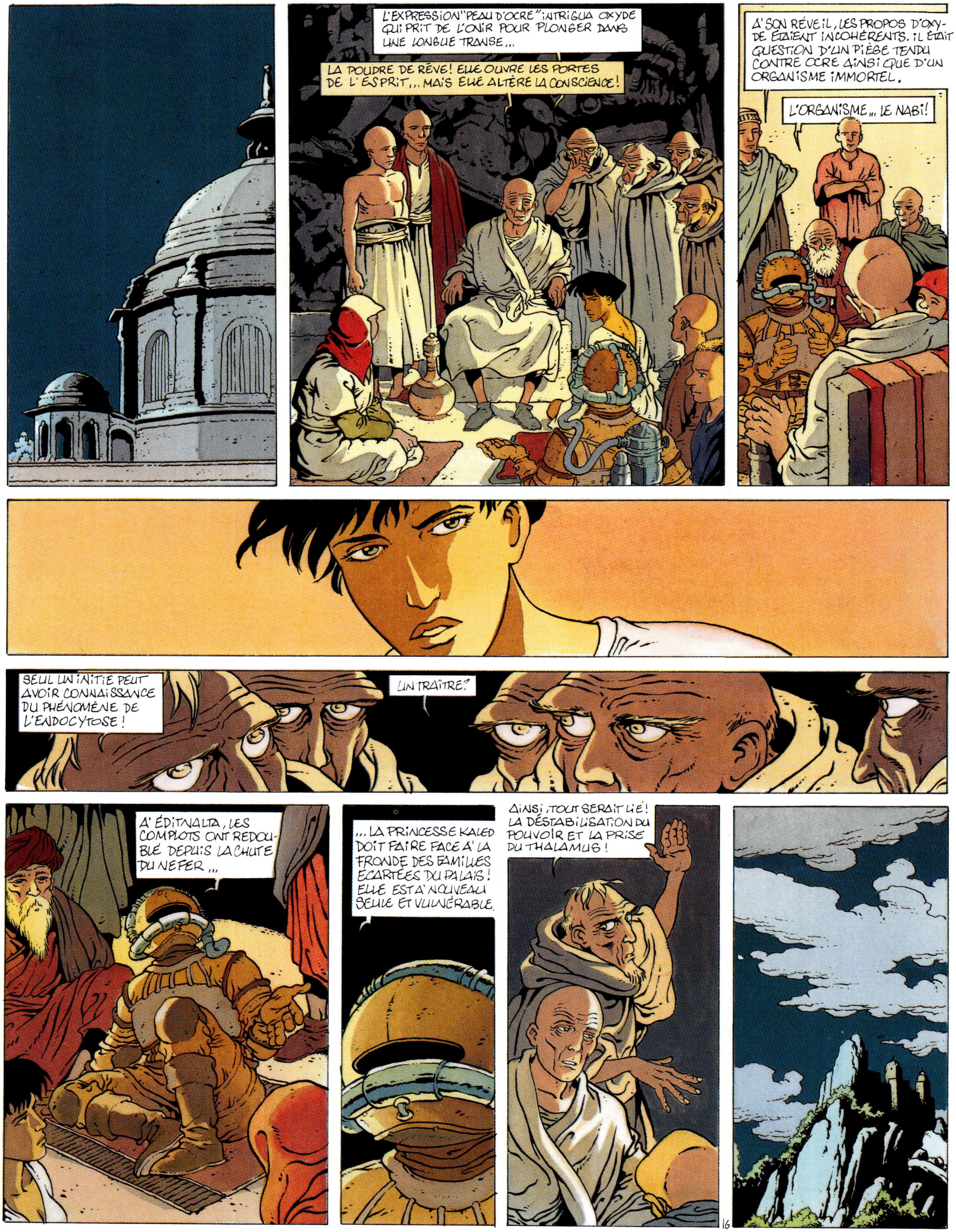

L'EXPRESSION "PEAU D'OCRE" INTRIGUA OXYDE QUI PRIT DE L'ONIR POUR PLONGER DANS UNE LONGUE TRANSE...
LA POUDRE DE RÊVE ! ELLE OUVRE LES PORTES DE L'ESPRIT... MAIS ELLE ALTÈRE LA CONSCIENCE !
À SON RÉVEIL, LES PROPOS D'OXYDE ÉTAIENT INCOHÉRENTS. IL ÉTAIT QUESTION D'UN PIÈGE TENDU CONTRE OCRE AINSI QUE D'UN ORGANISME IMMORTEL.
L'ORGANISME... LE NABI !
SEUL UN INITIÉ PEUT AVOIR CONNAISSANCE DU PHÉNOMÈNE DE L'ENDOCYTOSE !
UN TRAÎTRE ?
À ÉDITNALTA, LES COMPLOTS ONT REDOUBLÉ DEPUIS LA CHUTE DU NEFER...
... LA PRINCESSE KALED DOIT FAIRE FACE À LA FRONDE DES FAMILLES ÉCARTÉES DU PALAIS ! ELLE EST À NOUVEAU SEULE ET VULNÉRABLE.
AINSI, TOUT SERAIT LIÉ ! LA DÉSTABILISATION DU POUVOIR ET LA PRISE DU THALAMUS !

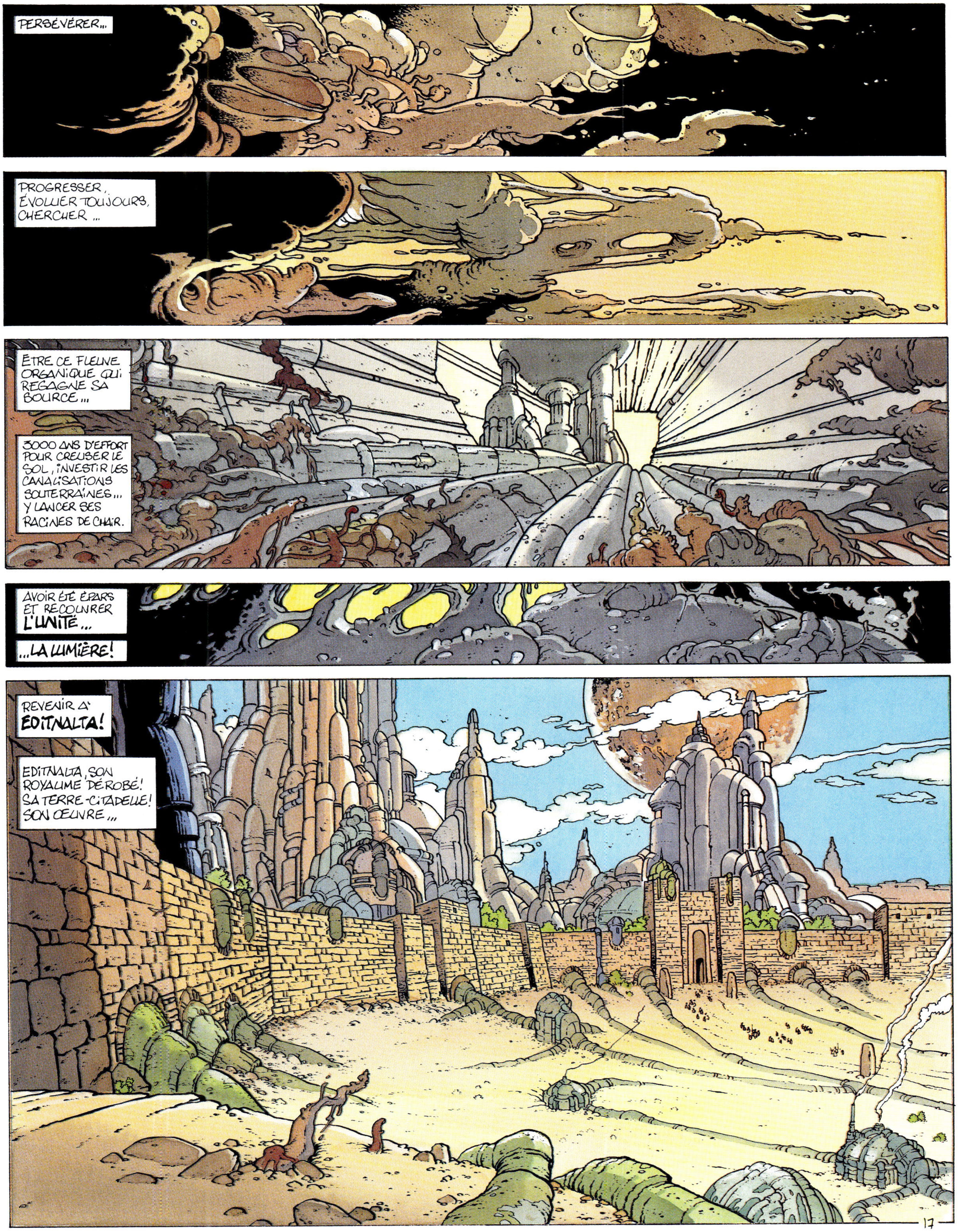
PERSÉVÉRER...
PROGRESSER, ÉVOLUER TOUJOURS, CHERCHER ...
ÊTRE CE FLEUVE ORGANIQUE QUI REGAGNE SA SOURCE...
3000 ANS D'EFFORT POUR CREUSER LE SOL, INVESTIR LES CANALISATIONS SOUTERRAINES... Y LANCER SES RACINES DE CHAIR.
AVOIR ÉTÉ ÉPARS ET RECOUVRER L'UNITÉ...
...LA LUMIÈRE!
REVENIR À EDITNALTA!
EDITNALTA, SON ROYAUME DÉROBÉ! SA TERRE-CITADELLE! SON ŒUVRE...
17

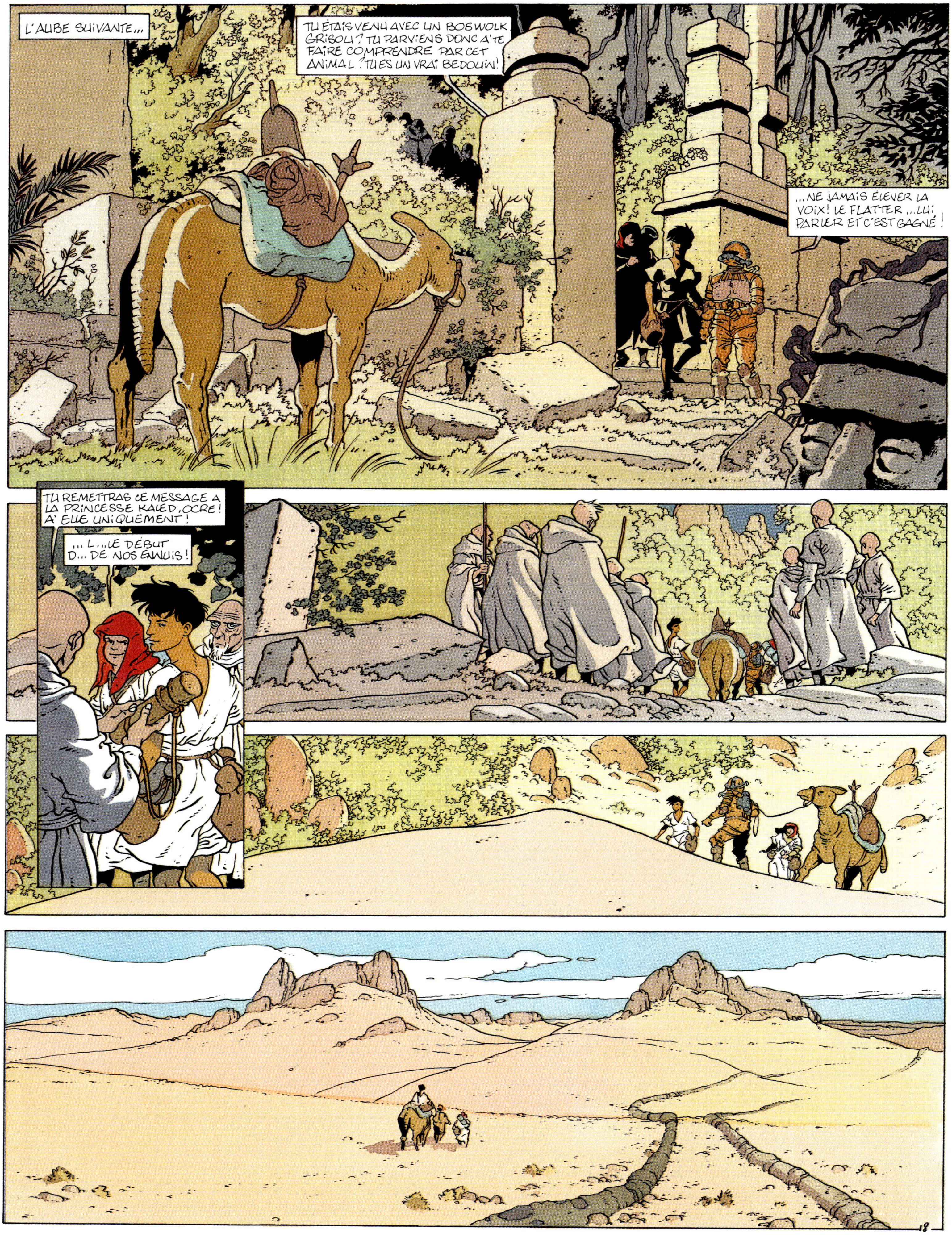
L'AUBE SUIVANTE...
TU ÉTAIS VENU AVEC UN BOSWOLK GRISOU? TU PARVIENS DONC À TE FAIRE COMPRENDRE PAR CET ANIMAL ?TU ES UN VRAI BEDOUIN!
...NE JAMAIS ÉLEVER LA VOIX! LE FLATTER ...LUI PARLER ET C'EST GAGNÉ !
TU REMETTRAS CE MESSAGE A LA PRINCESSE KALED, OCRE! À ELLE UNIQUEMENT!
... L... LE DÉBUT D... DE NOS ENNUIS!
18

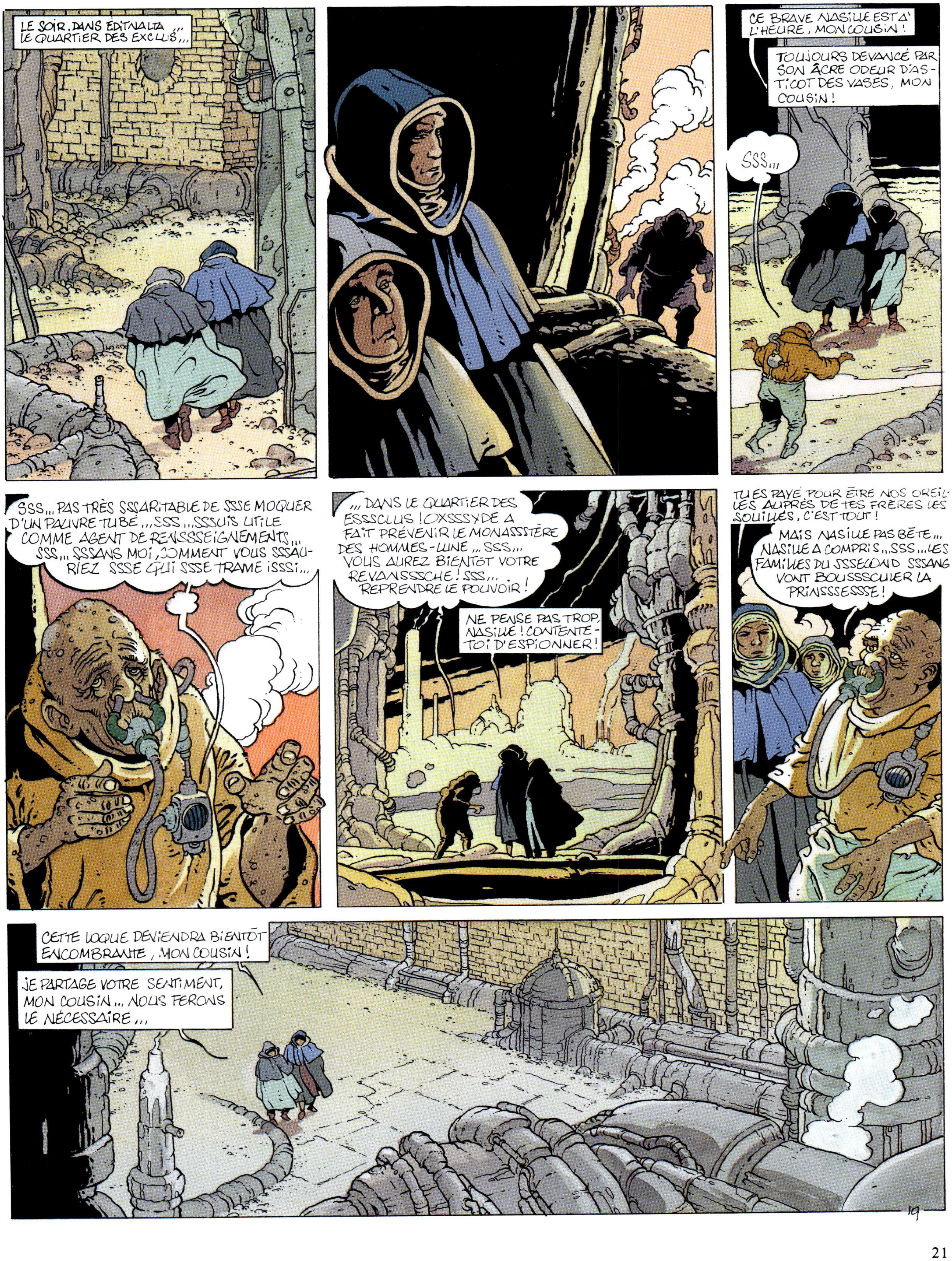
LE SOIR, DANS ÉDITNALTA ... LE QUARTIER DES EXCLUS ...
CE BRAVE NASILLE EST À L'HEURE, MON COUSIN !
TOUJOURS DEVANCÉ PAR SON ÂCRE ODEUR D'ASTICOT DES VASES, MON COUSIN !
SSS...
SSS... PAS TRÈS SSSARITABLE DE SSSE MOQUER D'UN PAUVRE TUBE ... SSS ... SSSUIS UTILE COMME AGENT DE RENSSSEIGNEMENTS ... SSS... SSSANS MOI, COMMENT VOUS SSSAURIEZ SSSE QUI SSSE TRAME ISSSI ...
... DANS LE QUARTIER DES ESSSCLUS ! OXSSSYDE A FAIT PRÉVENIR LE MONASSSTÈRE DES HOMMES-LUNE ... SSS... VOUS AUREZ BIENTÔT VOTRE REVANSSSCHE ! SSS... REPRENDRE LE POUVOIR !
NE PENSE PAS TROP, NASILLE ! CONTENTE-TOI D'ESPIONNER !
TU ES PAYÉ POUR ÊTRE NOS OREILLES AUPRÈS DE TES FRÈRES LES SOUILLES, C'EST TOUT !
MAIS NASILLE PAS BÊTE ... NASILLE A COMPRIS ... SSS ... LES FAMILLES DU SSSECOND SSSANG VONT BOUSSSCULER LA PRINSSSESSSE !
CETTE LOQUE DEVIENDRA BIENTÔT ENCOMBRANTE, MON COUSIN !
JE PARTAGE VOTRE SENTIMENT, MON COUSIN ... NOUS FERONS LE NÉCESSAIRE ...
19

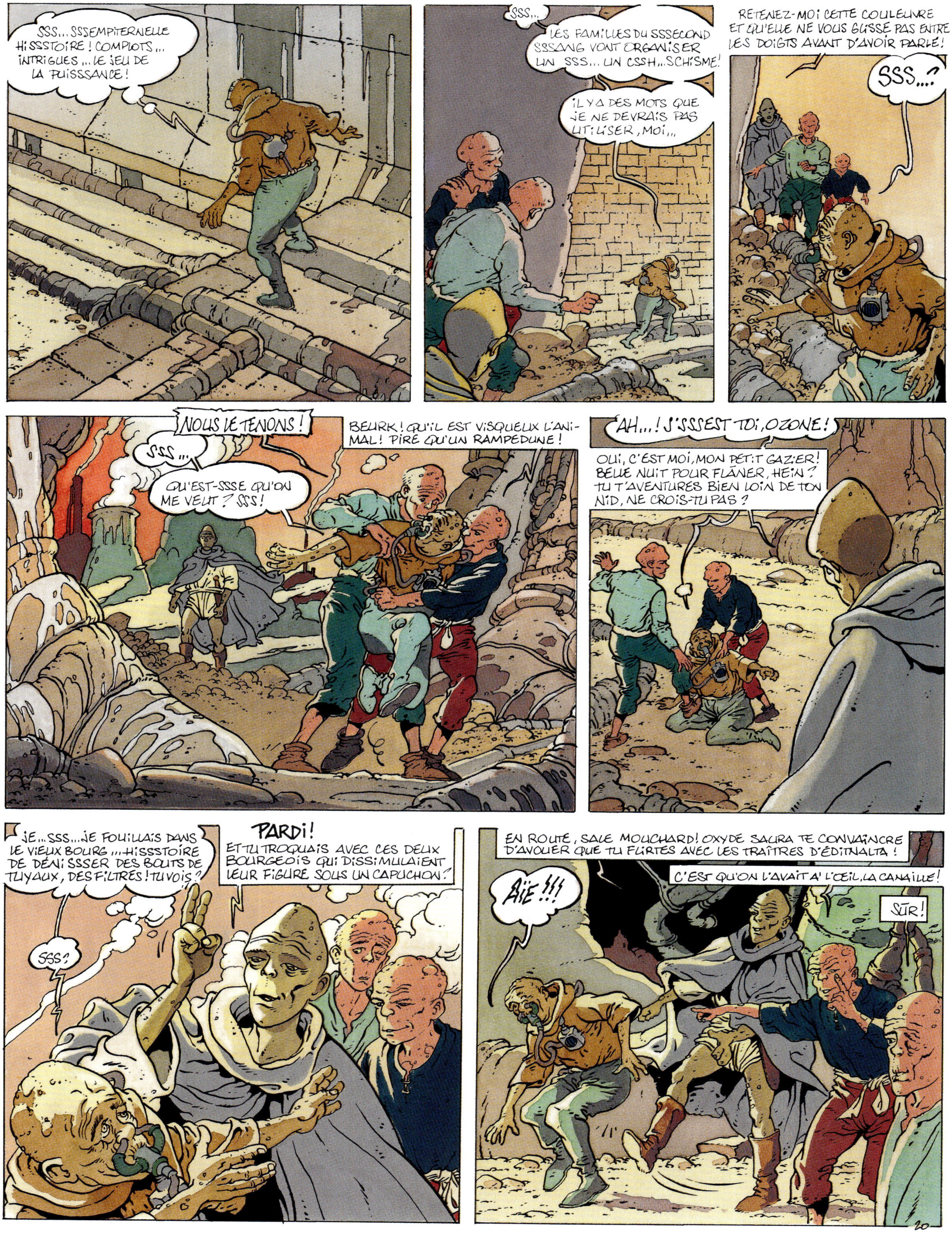
SSS... SSSEMPITERNELLE HISSSTOIRE ! COMPLOTS... INTRIGUES ... LE JEU DE LA PUISSSANCE !
SSS...
LES FAMILLES DU SSSECOND SSSANG VONT ORGANISER UN SSS... UN CSSH... SCHISME !
IL Y A DES MOTS QUE JE NE DEVRAIS PAS UTILISER, MOI...
RETENEZ-MOI CETTE COULEUVRE ET QU'ELLE NE VOUS GLISSE PAS ENTRE LES DOIGTS AVANT D'AVOIR PARLÉ !
SSS...?
NOUS LE TENONS !
SSS...
QU'EST-SSSE QU'ON ME VEUT ? SSS !
BEURK ! QU'IL EST VISQUEUX L'ANIMAL ! PIRE QU'UN RAMPEDUNE !
AH... ! S'SSSEST TOI, OZONE !
OUI, C'EST MOI, MON PETIT GAZIER ! BELLE NUIT POUR FLÂNER, HEIN ? TU T'AVENTURES BIEN LOIN DE TON NID, NE CROIS-TU PAS ?
JE... SSS... JE FOUILLAIS DANS LE VIEUX BOURG ... HISSSTOIRE DE DÉNISSSER DES BOUTS DE TUYAUX, DES FILTRES ! TU VOIS ?
SSS ?
PARDI !
ET TU TROQUAIS AVEC CES DEUX BOURGEOIS QUI DISSIMULAIENT LEUR FIGURE SOUS UN CAPUCHON ?
EN ROUTE, SALE MOUCHARD ! OXYDE SAURA TE CONVAINCRE D'AVOUER QUE TU FLIRTES AVEC LES TRAÎTRES D'ÉDITNALTA !
C'EST QU'ON L'AVAIT À L'ŒIL, LA CANAILLE !
AÏE !!!
SÛR !
20

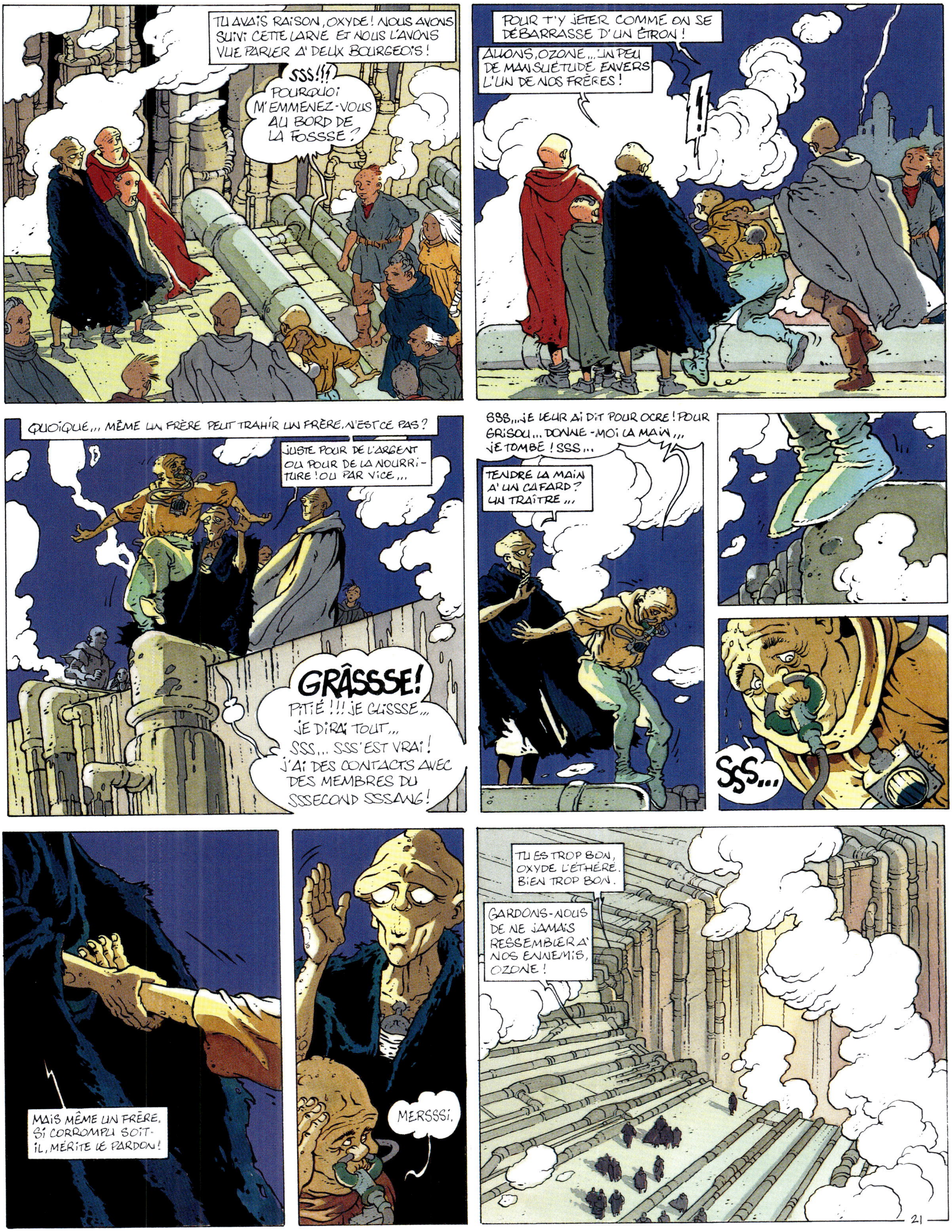

TU AVAIS RAISON, OXYDE ! NOUS AVONS SUIVI CETTE LARVE ET NOUS L'AVONS VUE PARLER À DEUX BOURGEOIS !
SSS !!! POURQUOI M'EMMENEZ-VOUS AU BORD DE LA FOSSSE ?
POUR T'Y JETER COMME ON SE DÉBARRASSE D'UN ÉTRON !
ALLONS, OZONE... UN PEU DE MANSUÉTUDE ENVERS L'UN DE NOS FRÈRES !
!
QUOIQUE... MÊME UN FRÈRE PEUT TRAHIR UN FRÈRE, N'EST CE PAS ?
JUSTE POUR DE L'ARGENT OU POUR DE LA NOURRITURE ! OU PAR VICE...
GRÂSSSE !
PITIÉ !!! JE GLISSSE... JE DIRAI TOUT... SSS... SSS'EST VRAI ! J'AI DES CONTACTS AVEC DES MEMBRES DU SSSECOND SSSANG !
SSS... JE LEUR AI DIT POUR OCRE ! POUR GRISOU... DONNE-MOI LA MAIN... JE TOMBE ! SSS...
TENDRE LA MAIN À UN CAFARD ? UN TRAÎTRE...
SSS...
MAIS MÊME UN FRÈRE, SI CORROMPU SOIT-IL, MÉRITE LE PARDON !
MERSSSI.
TU ES TROP BON, OXYDE L'ÉTHÉRÉ. BIEN TROP BON.
GARDONS-NOUS DE NE JAMAIS RESSEMBLER À NOS ENNEMIS, OZONE !
21

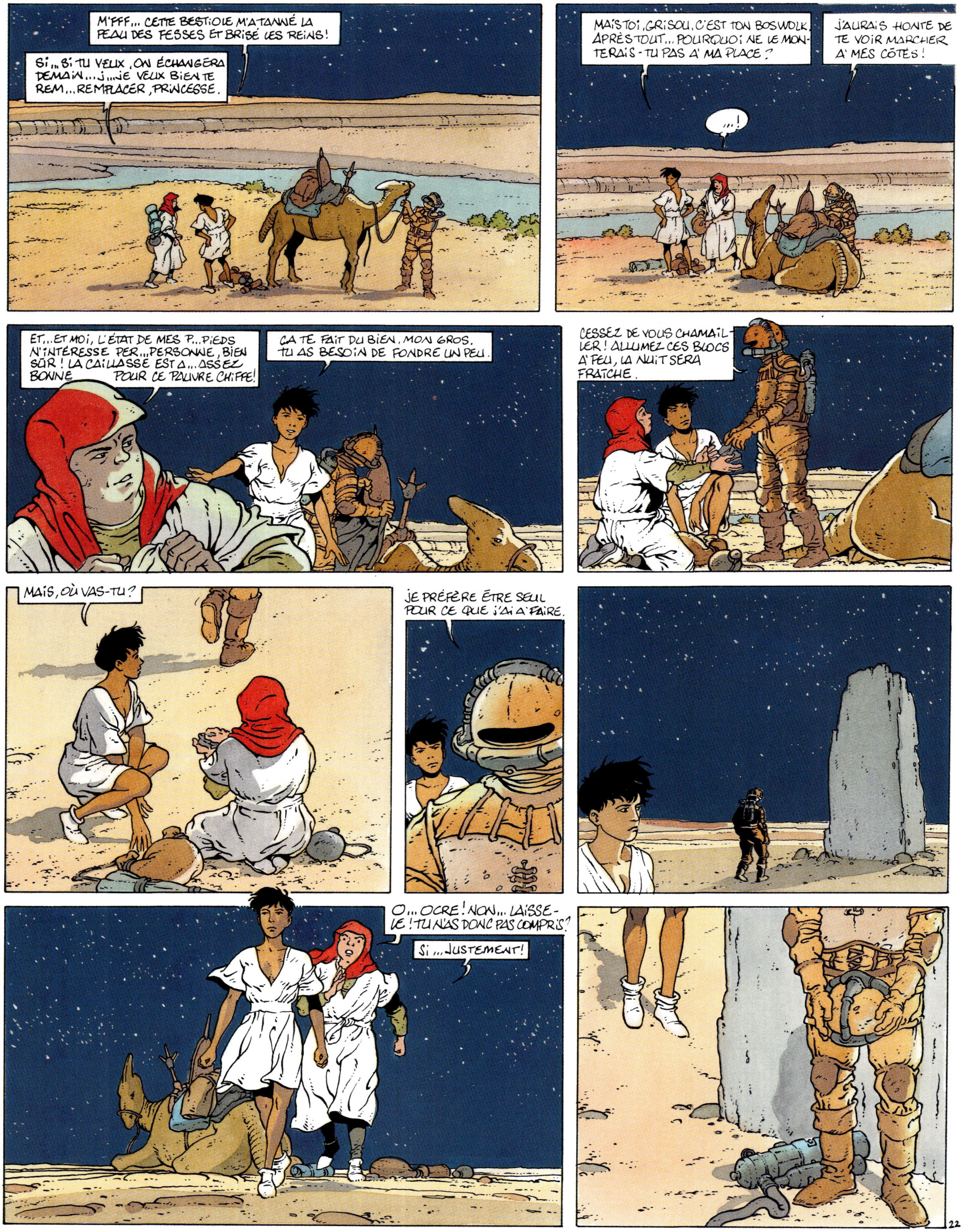
M'FFF... CETTE BESTIOLE M'A TANNÉ LA PEAU DES FESSES ET BRISÉ LES REINS!
SI... SI TU VEUX, ON ÉCHANGERA DEMAIN... J... JE VEUX BIEN TE REM... REMPLACER, PRINCESSE.
MAIS TOI, GRISOU, C'EST TON BOSWOLK APRÈS TOUT... POURQUOI NE LE MONTERAIS-TU PAS À MA PLACE?
J'AURAIS HONTE DE TE VOIR MARCHER À MES CÔTÉS!
...!
ET... ET MOI, L'ÉTAT DE MES P... PIEDS N'INTÉRESSE PER... PERSONNE, BIEN SÛR! LA CAILLASSE EST A... ASSEZ BONNE POUR CE PAUVRE CHIFFE!
ÇA TE FAIT DU BIEN, MON GROS. TU AS BESOIN DE FONDRE UN PEU.
CESSEZ DE VOUS CHAMAILLER! ALLUMEZ CES BLOCS À FEU, LA NUIT SERA FRAÎCHE.
MAIS, OÙ VAS-TU?
JE PRÉFÈRE ÊTRE SEUL POUR CE QUE J'AI À FAIRE.
O... OCRE! NON... LAISSE-LE! TU N'AS DONC PAS COMPRIS?
SI... JUSTEMENT!
22

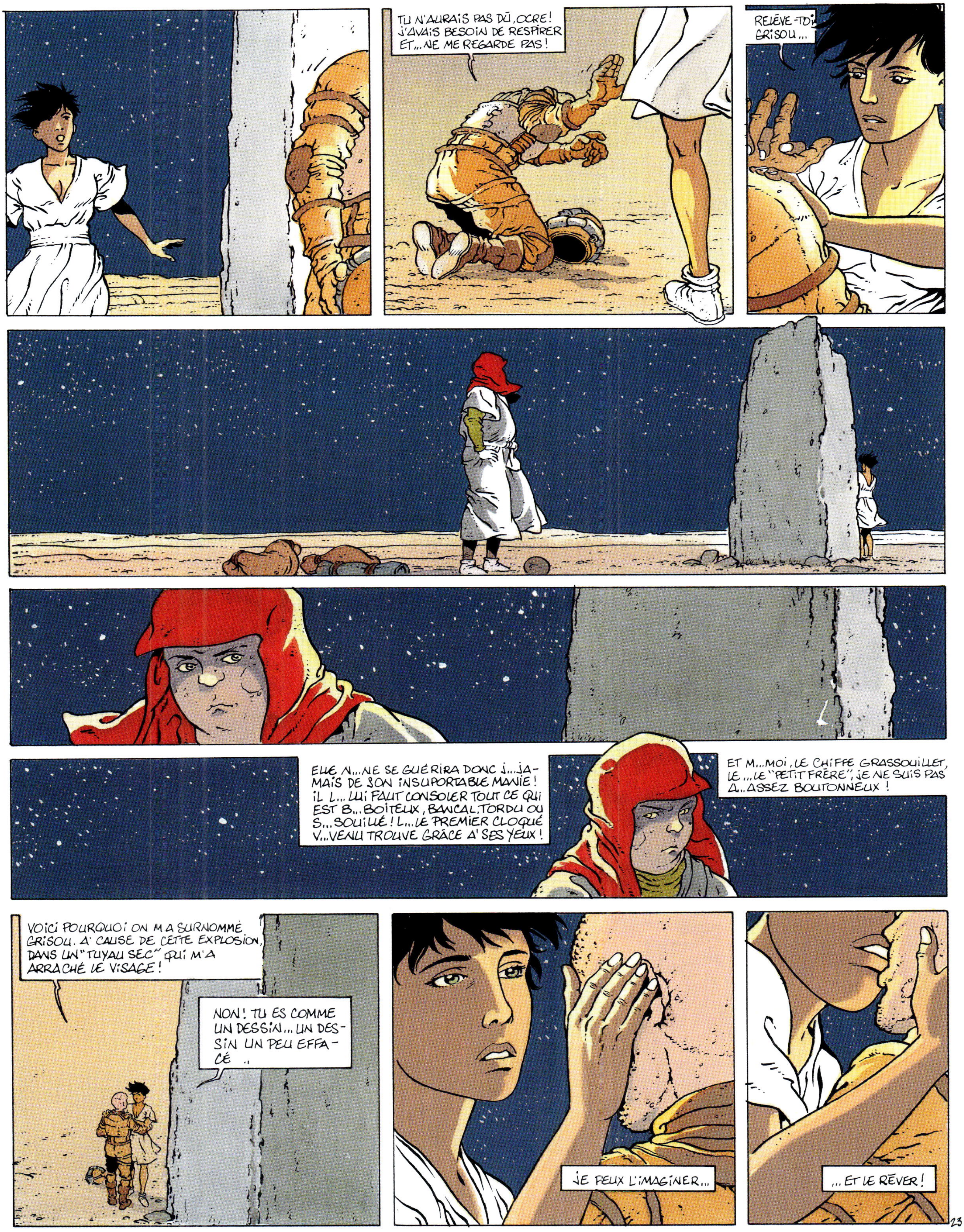
TU N'AURAIS PAS DÛ, OCRE! J'AVAIS BESOIN DE RESPIRER ET... NE ME REGARDE PAS!
RELÈVE-TOI GRISOU...
ELLE N... NE SE GUÉRIRA DONC J... JAMAIS DE SON INSUPORTABLE MANIE! IL L... LUI FAUT CONSOLER TOUT CE QUI EST B... BOITEUX, BANCAL, TORDU OU S... SOUILLÉ! L... LE PREMIER CLOQUÉ V... VENU TROUVE GRÂCE À SES YEUX!
ET M... MOI, LE CHIFFE GRASSOUILLET, LE... LE "PETIT FRÈRE", JE NE SUIS PAS A... ASSEZ BOUTONNEUX!
VOICI POURQUOI ON M A SURNOMMÉ GRISOU. À CAUSE DE CETTE EXPLOSION, DANS UN "TUYAU SEC" QUI M'A ARRACHÉ LE VISAGE!
NON! TU ES COMME UN DESSIN... UN DESSIN UN PEU EFFACÉ ..
JE PEUX L'IMAGINER...
... ET LE RÊVER!
23

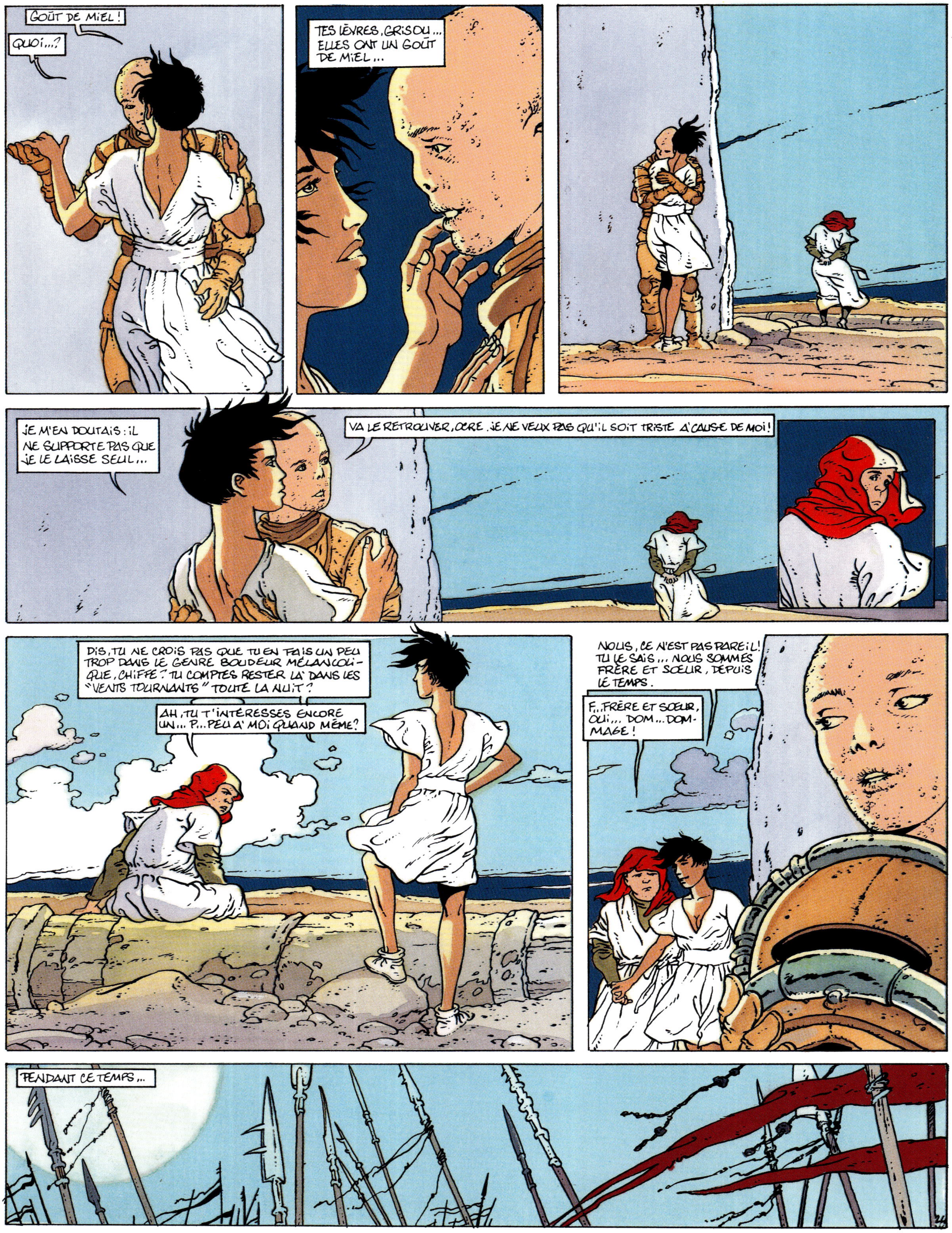
GOÛT DE MIEL!
QUOI...?
TES LÈVRES, GRISOU... ELLES ONT UN GOÛT DE MIEL...
JE M'EN DOUTAIS : IL NE SUPPORTE PAS QUE JE LE LAISSE SEUL...
VA LE RETROUVER, OCRE. JE NE VEUX PAS QU'IL SOIT TRISTE À CAUSE DE MOI!
DIS, TU NE CROIS PAS QUE TU EN FAIS UN PEU TROP DANS LE GENRE BOUDEUR MÉLANCOLIQUE, CHIFFE ? TU COMPTES RESTER LÀ DANS LES "VENTS TOURNANTS" TOUTE LA NUIT ?
AH, TU T'INTÉRESSES ENCORE UN... P... PEU À MOI QUAND MÊME?
NOUS, CE N'EST PAS PAREIL! TU LE SAIS... NOUS SOMMES FRÈRE ET SOEUR, DEPUIS LE TEMPS.
F... FRÈRE ET SOEUR, OUI... DOM... DOMMAGE!
PENDANT CE TEMPS...

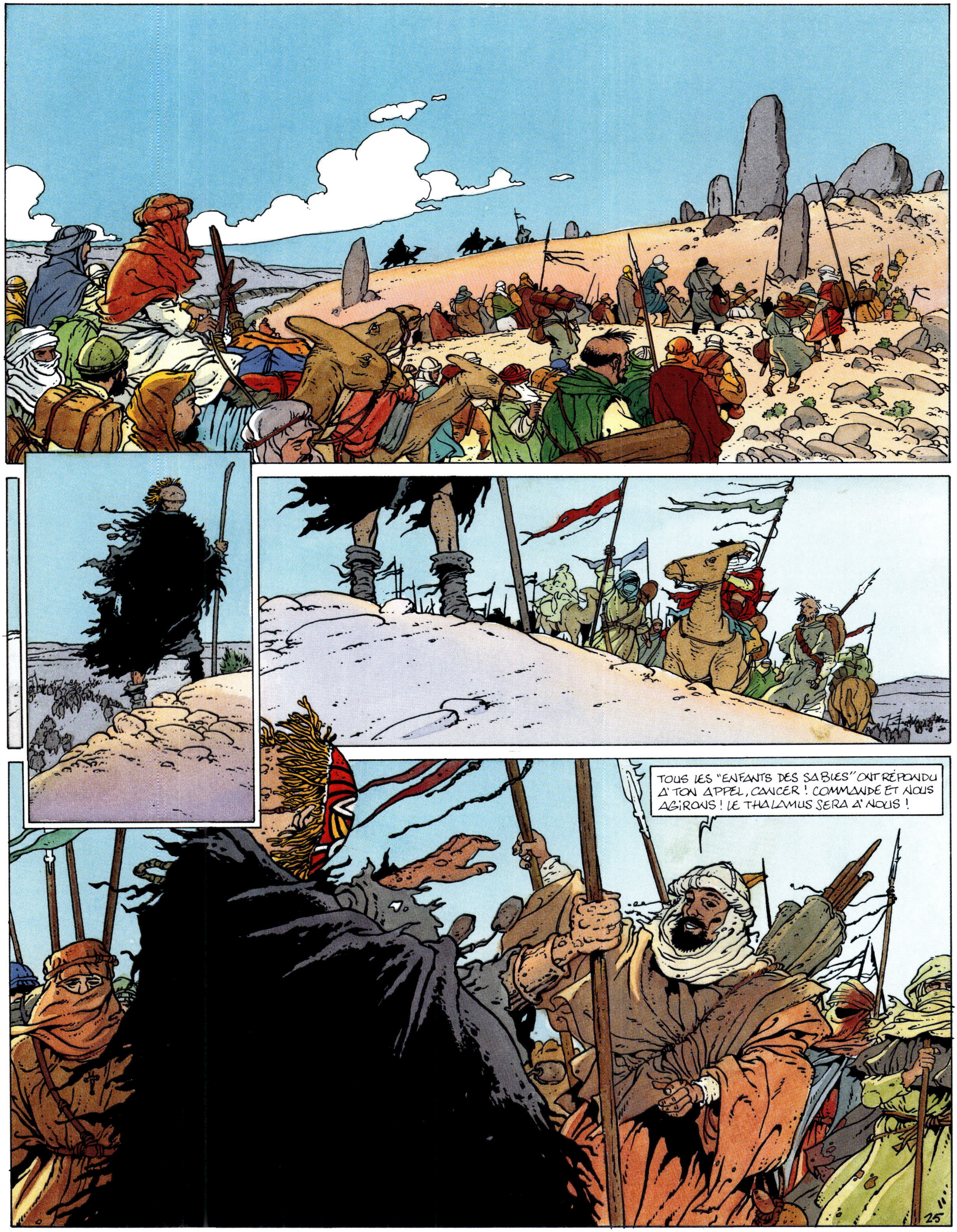
TOUS LES "ENFANTS DES SABLES" ONT RÉPONDU À TON APPEL, CANCER ! COMMANDE ET NOUS AGIRONS ! LE THALAMUS SERA À NOUS !

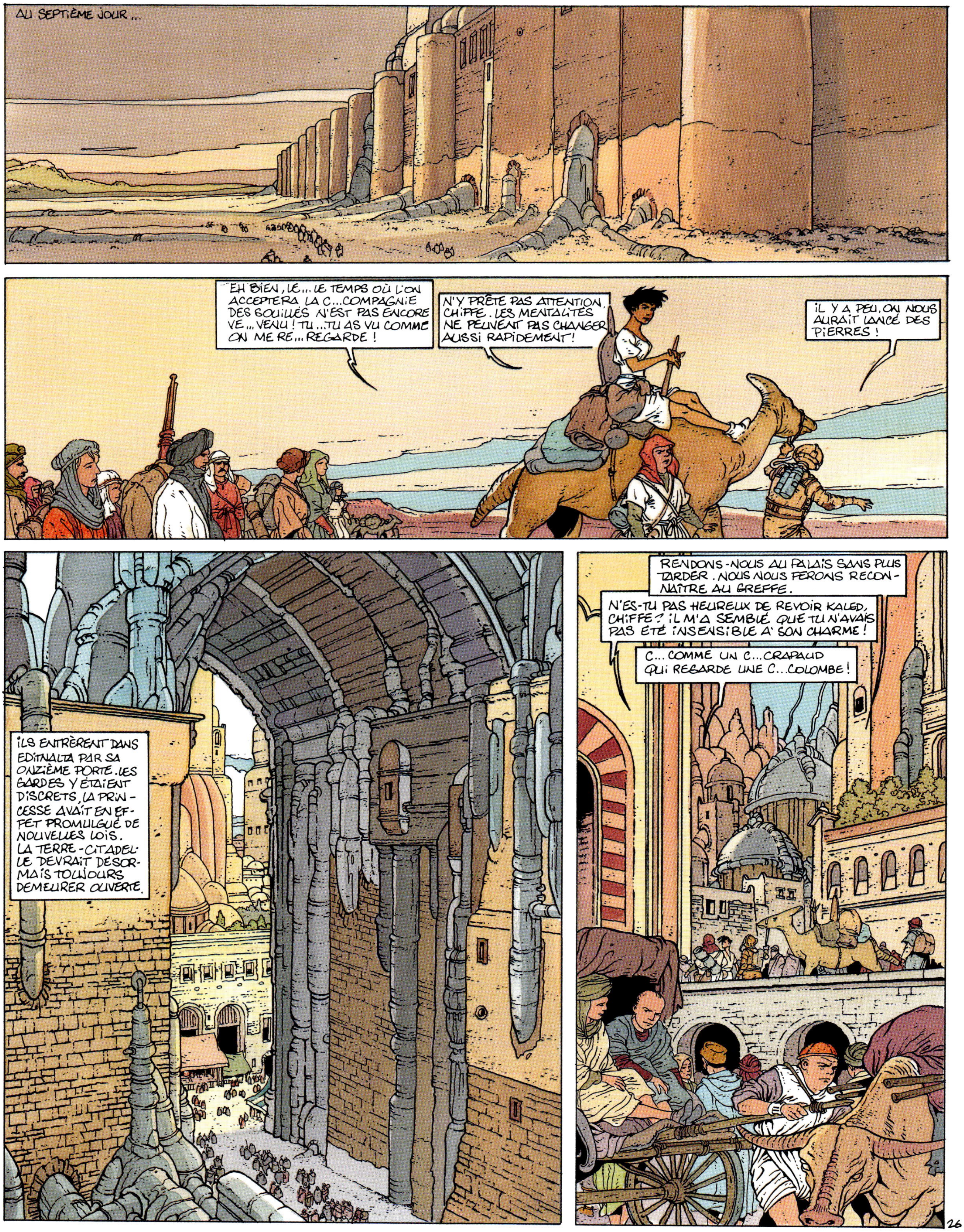
AU SEPTIÈME JOUR...
EH BIEN, LE... LE TEMPS OÙ L'ON ACCEPTERA LA C... COMPAGNIE DES SOUILLÉS N'EST PAS ENCORE VE... VENU ! TU... TU AS VU COMME ON ME RE... REGARDE !
N'Y PRÊTE PAS ATTENTION, CHIFFE. LES MENTALITÉS NE PEUVENT PAS CHANGER AUSSI RAPIDEMENT !
IL Y A PEU, ON NOUS AURAIT LANCÉ DES PIERRES !
ILS ENTRÈRENT DANS EDITNALTA PAR SA ONZIÈME PORTE. LES GARDES Y ÉTAIENT DISCRETS, LA PRINCESSE AVAIT EN EFFET PROMULGUÉ DE NOUVELLES LOIS. LA TERRE-CITADELLE DEVRAIT DÉSORMAIS TOUJOURS DEMEURER OUVERTE.
RENDONS-NOUS AU PALAIS SANS PLUS TARDER. NOUS NOUS FERONS RECONNAÎTRE AU GREFFE.
N'ES-TU PAS HEUREUX DE REVOIR KALED, CHIFFE ? IL M'A SEMBLÉ QUE TU N'AVAIS PAS ÉTÉ INSENSIBLE À SON CHARME !
C... COMME UN C... CRAPAUD QUI REGARDE UNE C... COLOMBE !
26

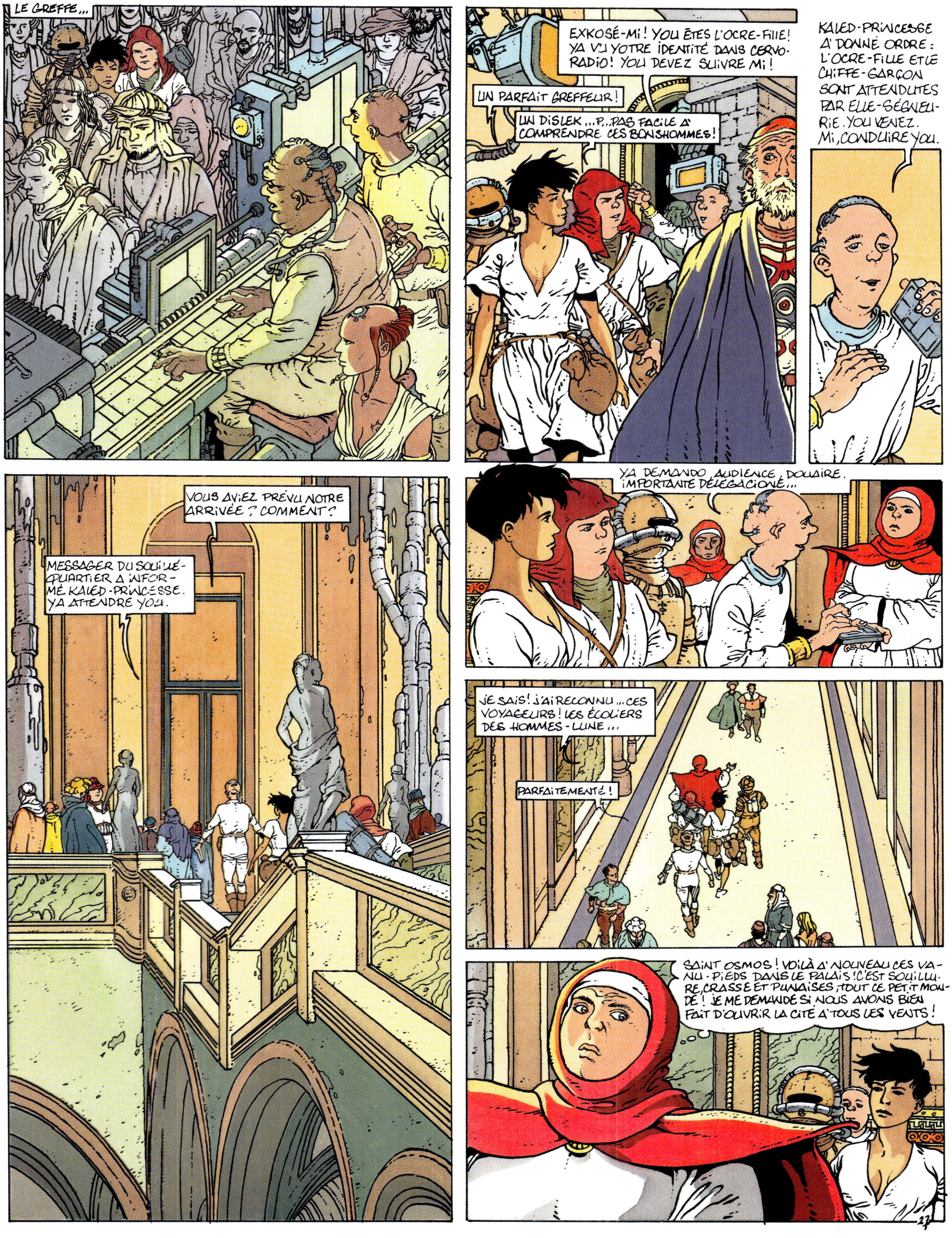
LE GREFFE...
EXKOSÉ-MI ! YOU ÊTES L'OCRE-FILLE ! YA VU YOTRE IDENTITÉ DANS CERVO-RADIO ! YOU DEVEZ SUIVRE MI !
UN PARFAIT GREFFEUR !
UN DISLEK ...P...PAS FACILE À COMPRENDRE CES BONSHOMMES !
KALED-PRINCESSE À DONNÉ ORDRE : L'OCRE-FILLE ET LE CHIFFE-GARÇON SONT ATTENDUTES PAR ELLE-SÉGNEURIE. YOU VENEZ. MI, CONDUIRE YOU.
VOUS AVIEZ PRÉVU NOTRE ARRIVÉE ? COMMENT ?
MESSAGER DU SOUILLÉ-QUARTIER À INFORMÉ KALED-PRINCESSE. YA ATTENDRE YOU.
YA DEMANDO AUDIENCE, DOUAIRE. IMPORTANTE DÉLÉGACIONÉ...
JE SAIS ! J'AI RECONNU... CES VOYAGEURS ! LES ÉCOLIERS DES HOMMES-LUNE...
PARFAITEMENTÉ !
SAINT OSMOS ! VOILÀ À NOUVEAU CES VA-NU-PIEDS DANS LE PALAIS ! C'EST SOUILLURE, CRASSE ET PUNAISES, TOUT CE PETIT MONDE ! JE ME DEMANDE SI NOUS AVONS BIEN FAIT D'OUVRIR LA CITÉ À TOUS LES VENTS !
27

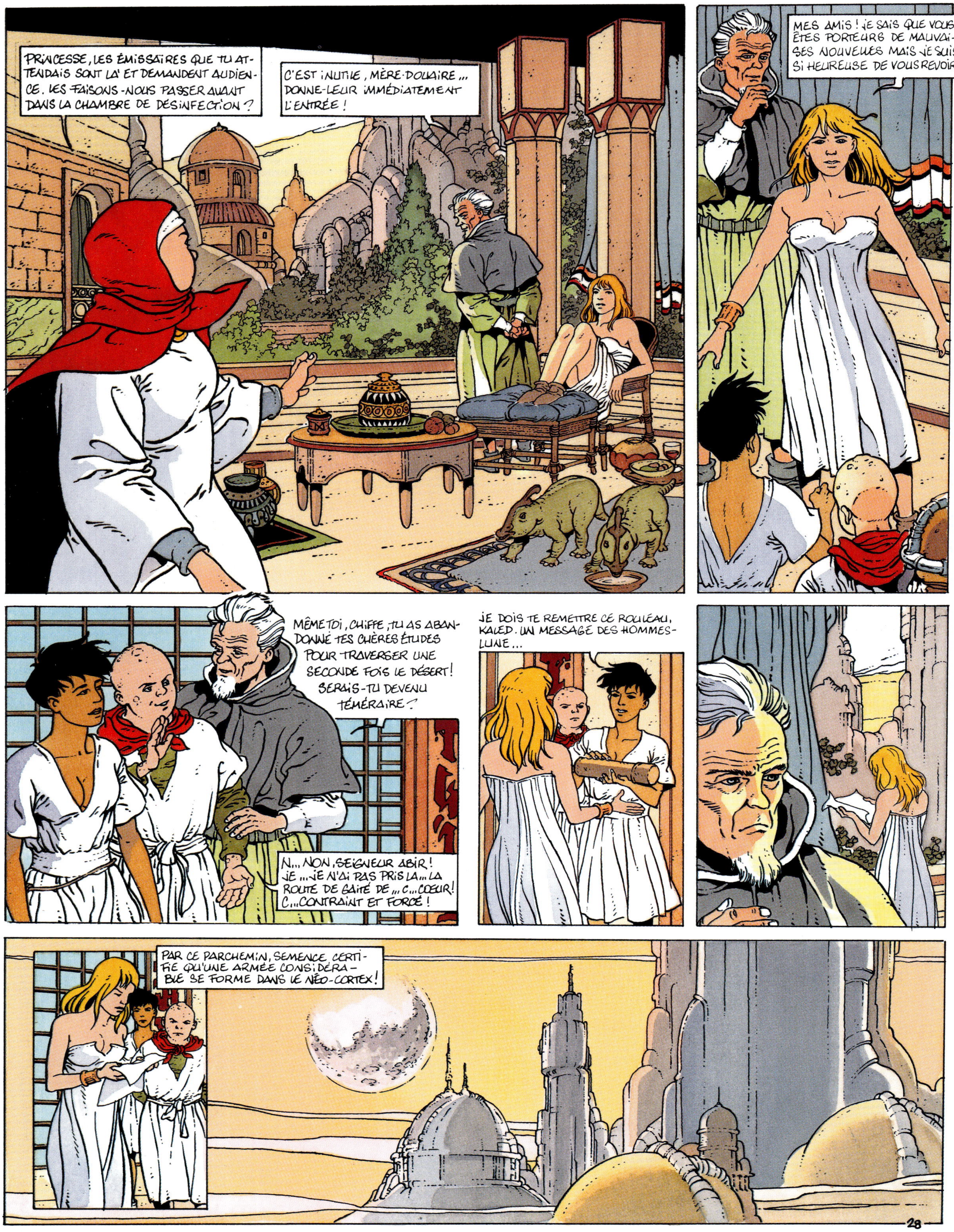
PRINCESSE, LES ÉMISSAIRES QUE TU ATTENDAIS SONT LÀ ET DEMANDENT AUDIENCE. LES FAISONS-NOUS PASSER AVANT DANS LA CHAMBRE DE DÉSINFECTION ?
C'EST INUTILE, MÈRE-DOUAIRE... DONNE-LEUR IMMÉDIATEMENT L'ENTRÉE !
MES AMIS ! JE SAIS QUE VOUS ÊTES PORTEURS DE MAUVAISES NOUVELLES MAIS JE SUIS SI HEUREUSE DE VOUS REVOIR !
MÊME TOI, CHIFFE, TU AS ABANDONNÉ TES CHÈRES ÉTUDES POUR TRAVERSER UNE SECONDE FOIS LE DÉSERT ! SERAIS-TU DEVENU TÉMÉRAIRE ?
N... NON, SEIGNEUR ABIR ! JE... JE N'AI PAS PRIS LA... LA ROUTE DE GAÎTÉ DE... C... CŒUR ! C... CONTRAINT ET FORCÉ !
JE DOIS TE REMETTRE CE ROULEAU, KALED. UN MESSAGE DES HOMMES-LUNE...
PAR CE PARCHEMIN, SEMENCE CERTIFIE QU'UNE ARMÉE CONSIDÉRABLE SE FORME DANS LE NÉO-CORTEX !
28

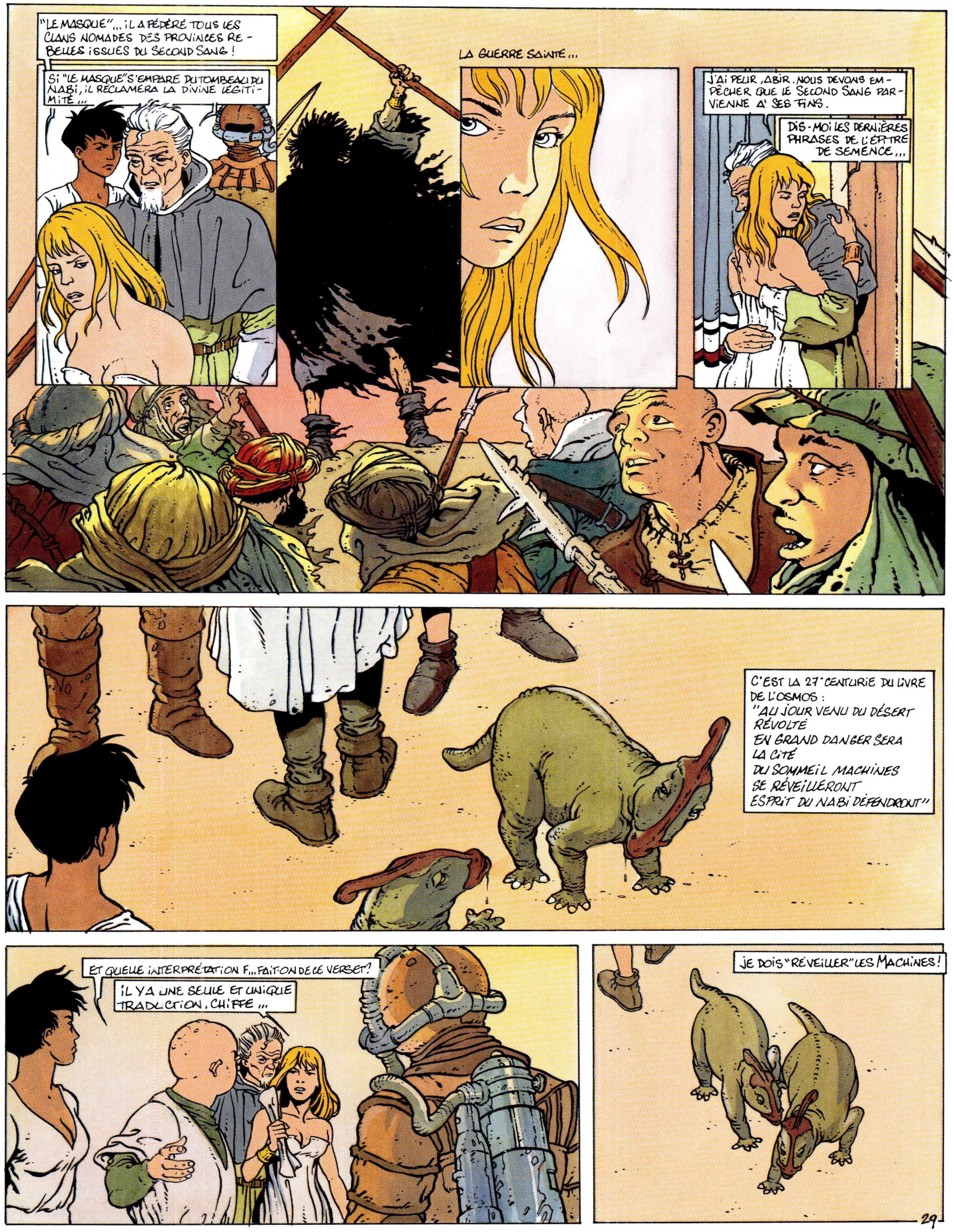
"LE MASQUE"... IL A FÉDÉRÉ TOUS LES CLANS NOMADES DES PROVINCES REBELLES ISSUES DU SECOND SANG!
SI "LE MASQUE" S'EMPARE DU TOMBEAU DU NABI, IL RÉCLAMERA LA DIVINE LÉGITIMITÉ...
LA GUERRE SAINTE...
J'AI PEUR, ABIR. NOUS DEVONS EMPÊCHER QUE LE SECOND SANG PARVIENNE À SES FINS.
DIS-MOI LES DERNIÈRES PHRASES DE L'ÉPÎTRE DE SEMENCE...
C'EST LA 27e CENTURIE DU LIVRE DE L'OSMOS : "AU JOUR VENU DU DÉSERT RÉVOLTÉ EN GRAND DANGER SERA LA CITÉ DU SOMMEIL MACHINES SE RÉVEILLERONT ESPRIT DU NABI DÉFENDRONT"
ET QUELLE INTERPRÉTATION F... FAIT-ON DE CE VERSET?
IL Y A UNE SEULE ET UNIQUE TRADUCTION, CHIFFE...
JE DOIS "RÉVEILLER" LES MACHINES!
29

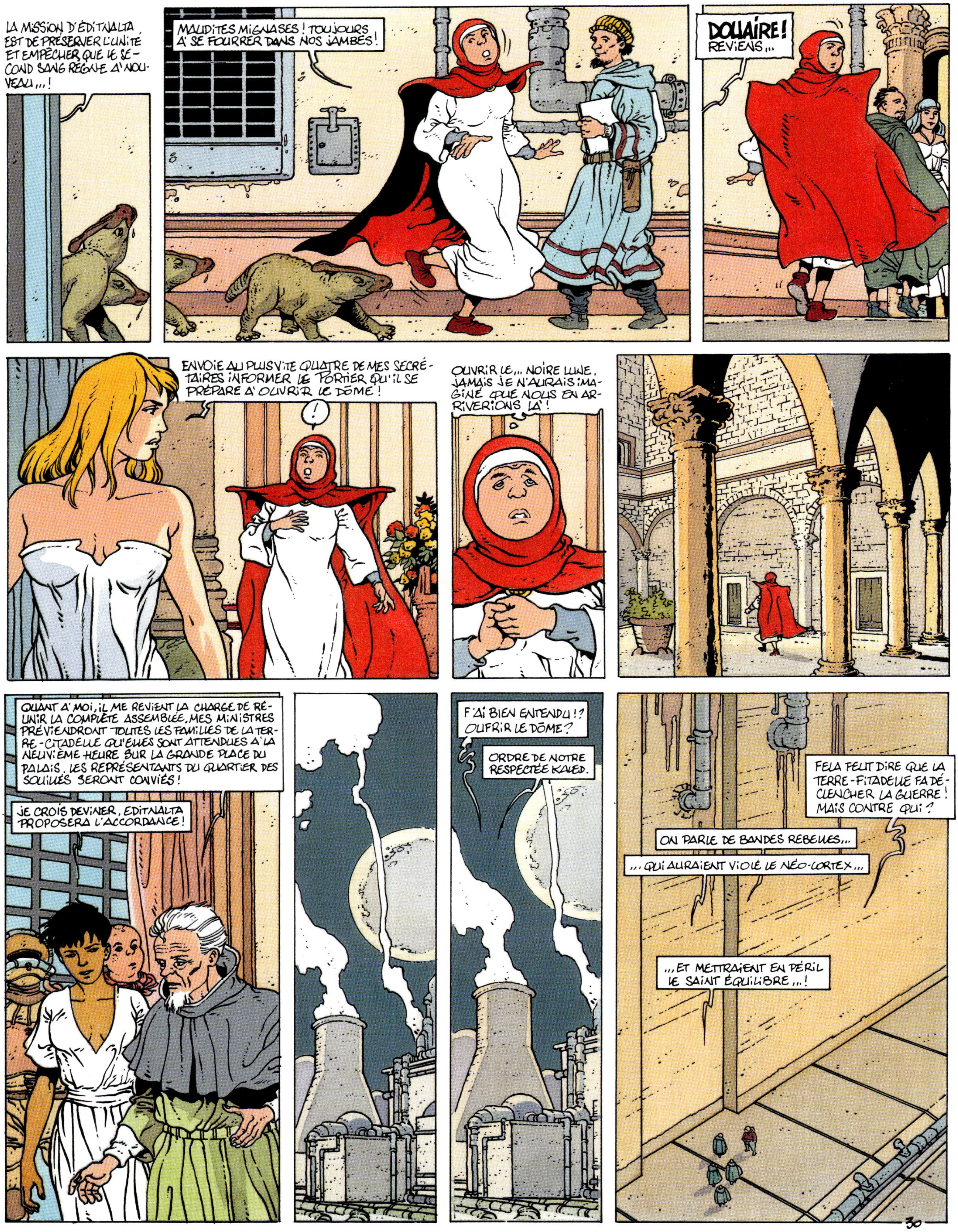
LA MISSION D'ÉDITNALTA EST DE PRÉSERVER L'UNITÉ ET EMPÊCHER QUE LE SECOND SANG RÈGNE À NOUVEAU...!
MAUDITES MIGNASES ! TOUJOURS À SE FOURRER DANS NOS JAMBES !
DOUAIRE ! REVIENS...
ENVOIE AU PLUS VITE QUATRE DE MES SECRÉTAIRES INFORMER LE PORTIER QU'IL SE PRÉPARE À OUVRIR LE DÔME !
!
OUVRIR LE... NOIRE LUNE, JAMAIS JE N'AURAIS IMAGINÉ QUE NOUS EN ARRIVERIONS LÀ !
QUANT À MOI, IL ME REVIENT LA CHARGE DE RÉUNIR LA COMPLÈTE ASSEMBLÉE, MES MINISTRES PRÉVIENDRONT TOUTES LES FAMILLES DE LA TERRE-CITADELLE QU'ELLES SONT ATTENDUES À LA NEUVIÈME HEURE SUR LA GRANDE PLACE DU PALAIS. LES REPRÉSENTANTS DU QUARTIER DES SOUILLÉS SERONT CONVIÉS !
JE CROIS DEVINER, EDITNALTA PROPOSERA L'ACCORDANCE !
F'AI BIEN ENTENDU !? OUFRIR LE DÔME ?
ORDRE DE NOTRE RESPECTÉE KALED.
FELA FEUT DIRE QUE LA TERRE-FITADELLE FA DÉCLENCHER LA GUERRE ! MAIS CONTRE QUI ?
ON PARLE DE BANDES REBELLES...
...QUI AURAIENT VIOLÉ LE NÉO-CORTEX...
...ET METTRAIENT EN PÉRIL LE SAINT ÉQUILIBRE...!
30

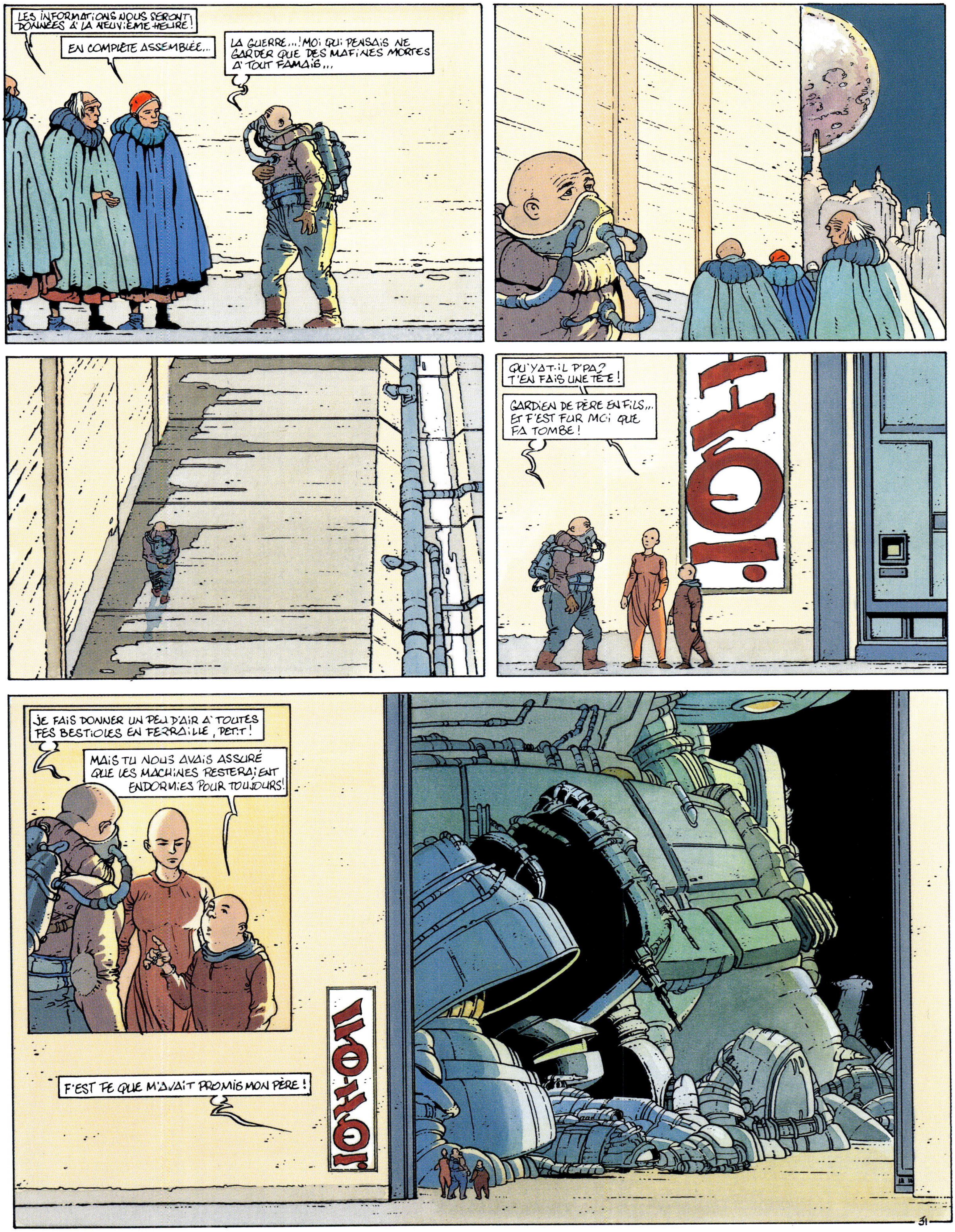

LES INFORMATIONS NOUS SERONT DONNÉES À LA NEUVIÈME HEURE!
EN COMPLÈTE ASSEMBLÉE...
LA GUERRE...! MOI QUI PENSAIS NE GARDER QUE DES MAFINES MORTES À TOUT FAMAIS...
QU'Y A-T-IL P'PA? T'EN FAIS UNE TÊTE!
GARDIEN DE PÈRE EN FILS... ET F'EST FUR MOI QUE FA TOMBE!
JE FAIS DONNER UN PEU D'AIR À TOUTES FES BESTIOLES EN FERRAILLE, PETIT!
MAIS TU NOUS AVAIS ASSURÉ QUE LES MACHINES RESTERAIENT ENDORMIES POUR TOUJOURS!
F'EST FE QUE M'AVAIT PROMIS MON PÈRE!

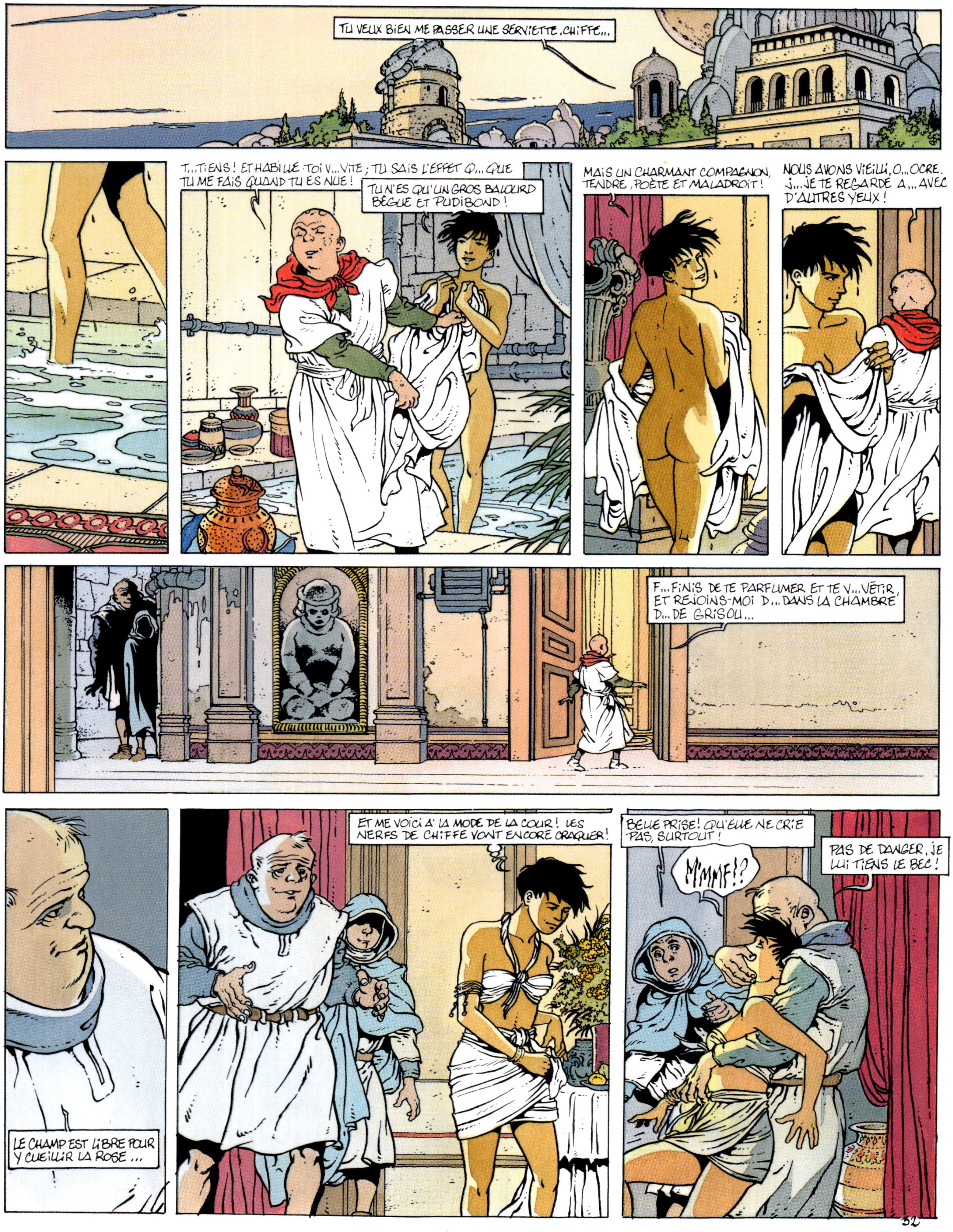

TU VEUX BIEN ME PASSER UNE SERVIETTE, CHIFFE...
T... TIENS! ET HABILLE-TOI V... VITE; TU SAIS L'EFFET Q... QUE TU ME FAIS QUAND TU ES NUE!
TU N'ES QU'UN GROS BALOURD BÈGUE ET PUDIBOND!
MAIS UN CHARMANT COMPAGNON, TENDRE, POÈTE ET MALADROIT!
NOUS AVONS VIEILLI, O... OCRE. J... JE TE REGARDE A... AVEC D'AUTRES YEUX!
F... FINIS DE TE PARFUMER ET TE V... VÊTIR, ET REJOINS-MOI D... DANS LA CHAMBRE D... DE GRISOU...
LE CHAMP EST LIBRE POUR Y CUEILLIR LA ROSE...
ET ME VOICI À LA MODE DE LA COUR! LES NERFS DE CHIFFE VONT ENCORE CRAQUER!
BELLE PRISE! QU'ELLE NE CRIE PAS, SURTOUT!
M'MMF!?
PAS DE DANGER, JE LUI TIENS LE BEC!
32

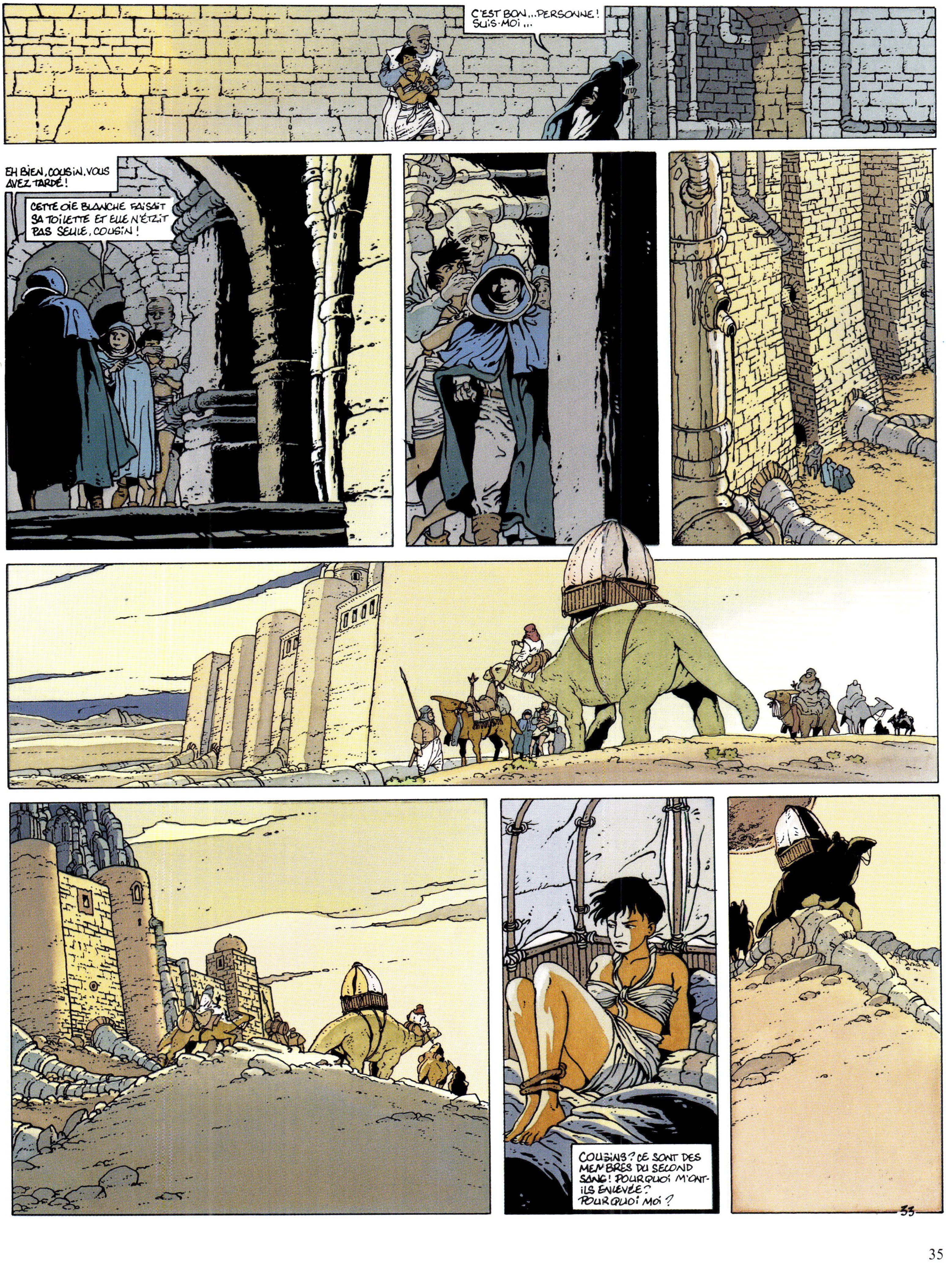
C'EST BON... PERSONNE ! SUIS-MOI...
EH BIEN, COUSIN, VOUS AVEZ TARDÉ !
CETTE OIE BLANCHE FAISAIT SA TOILETTE ET ELLE N'ÉTAIT PAS SEULE, COUSIN !
COUSINS ? CE SONT DES MEMBRES DU SECOND SANG ! POURQUOI M'ONT-ILS ENLEVÉE ? POURQUOI MOI ?
33

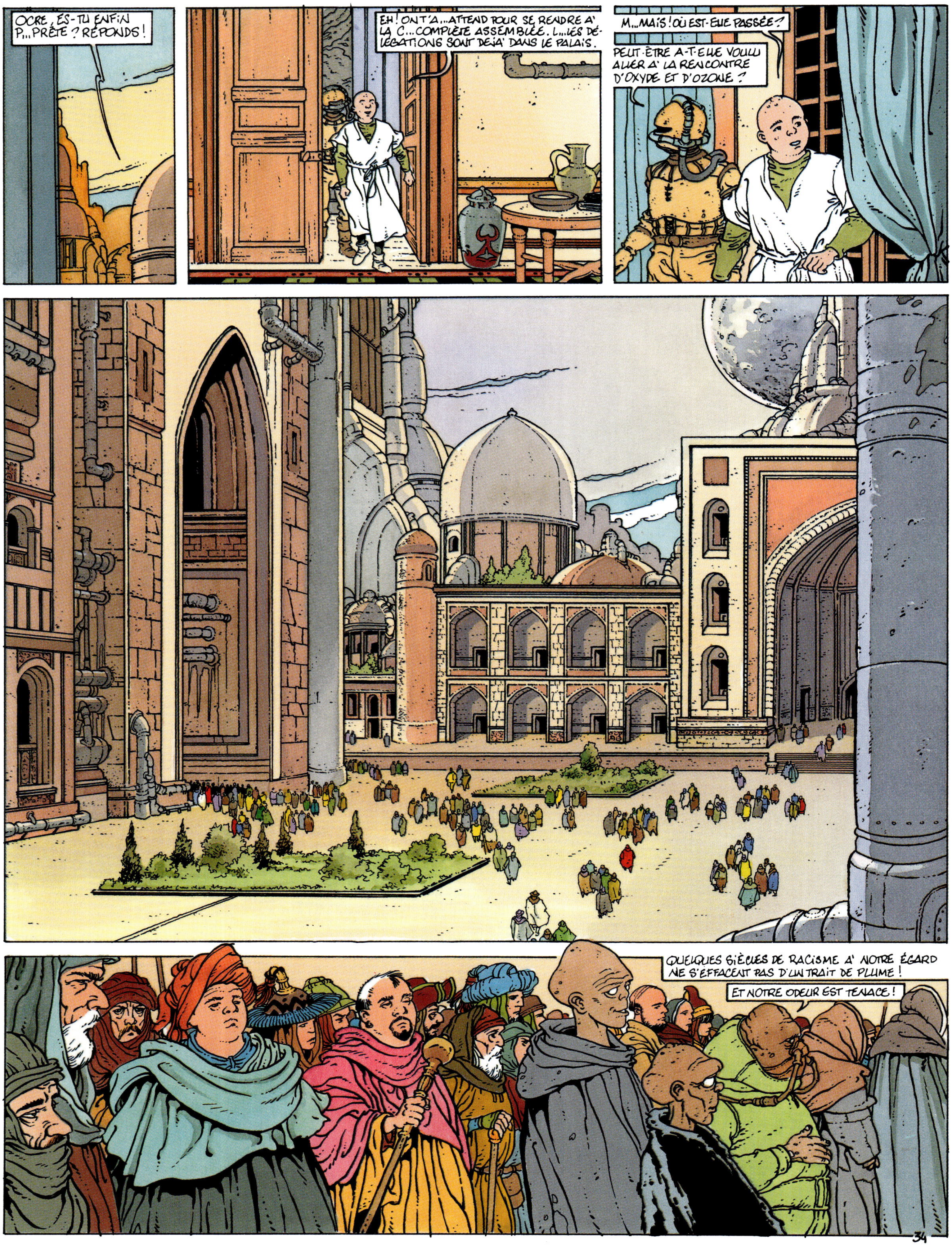
OCRE, ES-TU ENFIN P... PRÊTE ? RÉPONDS !
EH ! ON T'A... ATTEND POUR SE RENDRE À LA C... COMPLÈTE ASSEMBLÉE. L... LES DÉLÉGATIONS SONT DÉJÀ DANS LE PALAIS.
M... MAIS ! OÙ EST-ELLE PASSÉE ?
PEUT-ÊTRE A-T-ELLE VOULU ALLER À LA RENCONTRE D'OXYDE ET D'OZONE ?
QUELQUES SIÈCLES DE RACISME À NOTRE ÉGARD NE S'EFFACENT PAS D'UN TRAIT DE PLUME !
ET NOTRE ODEUR EST TENACE !
34

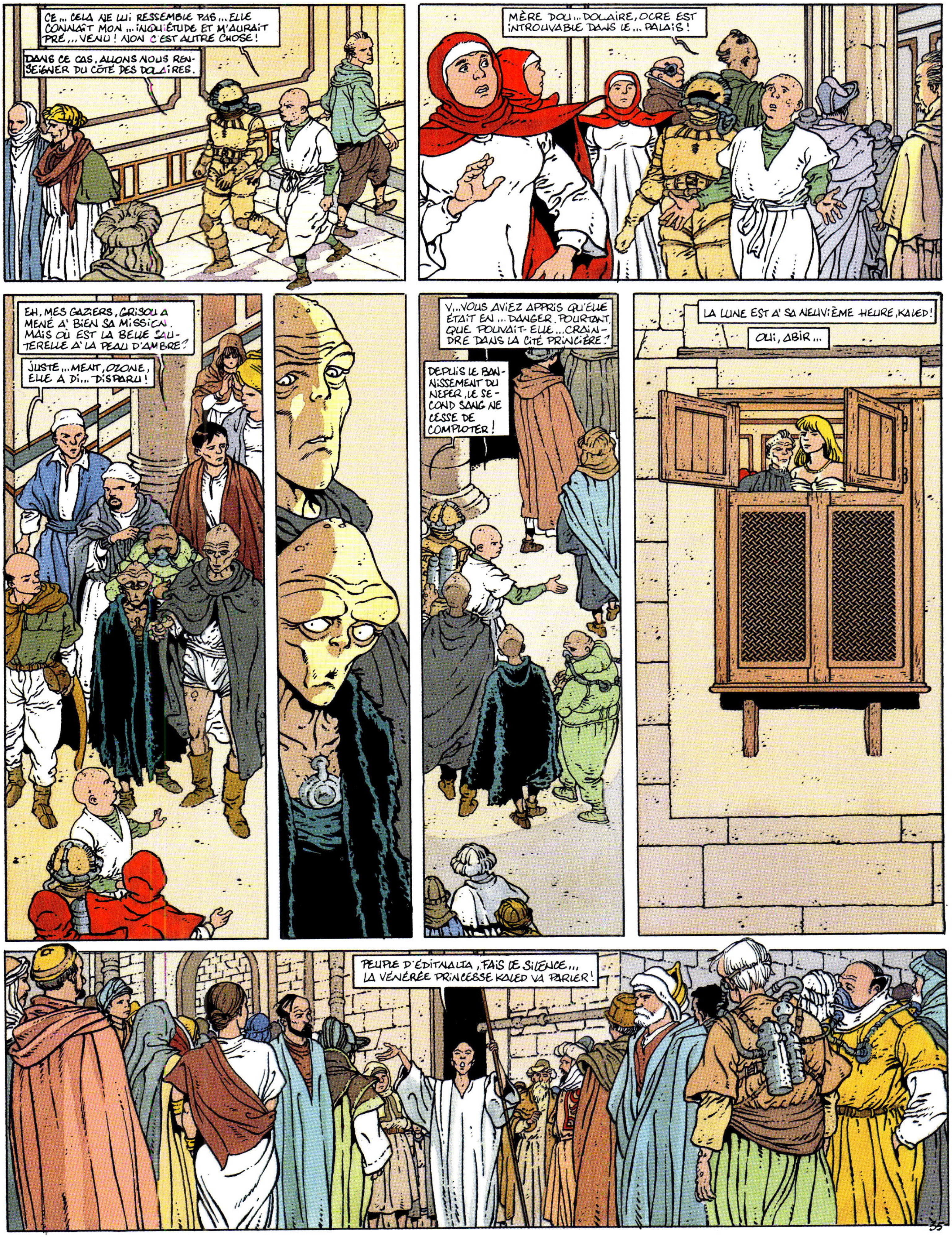

CE... CELA NE LUI RESSEMBLE PAS... ELLE CONNAÎT MON... INQUIÉTUDE ET M'AURAIT PRÉ... VENU ! NON C'EST AUTRE CHOSE !
DANS CE CAS, ALLONS NOUS RENSEIGNER DU CÔTÉ DES DOLAIRES.
MÈRE DOU... DOLAIRE, OCRE EST INTROUVABLE DANS LE... PALAIS !
EH, MES GAZIERS, GRISOU A MENÉ À BIEN SA MISSION. MAIS OÙ EST LA BELLE SAUTERELLE À LA PEAU D'AMBRE ?
JUSTE... MENT, OZONE, ELLE A DI... DISPARU !
V... VOUS AVIEZ APPRIS QU'ELLE ÉTAIT EN... DANGER. POURTANT, QUE POUVAIT-ELLE... CRAINDRE DANS LA CITÉ PRINCIÈRE ?
DEPUIS LE BANNISSEMENT DU NEFER, LE SECOND SANG NE CESSE DE COMPLOTER !
LA LUNE EST À SA NEUVIÈME HEURE, KALED !
OUI, ABIR...
PEUPLE D'ÉDITNALTA, FAIS LE SILENCE... LA VÉNÉRÉE PRINCESSE KALED VA PARLER !
35

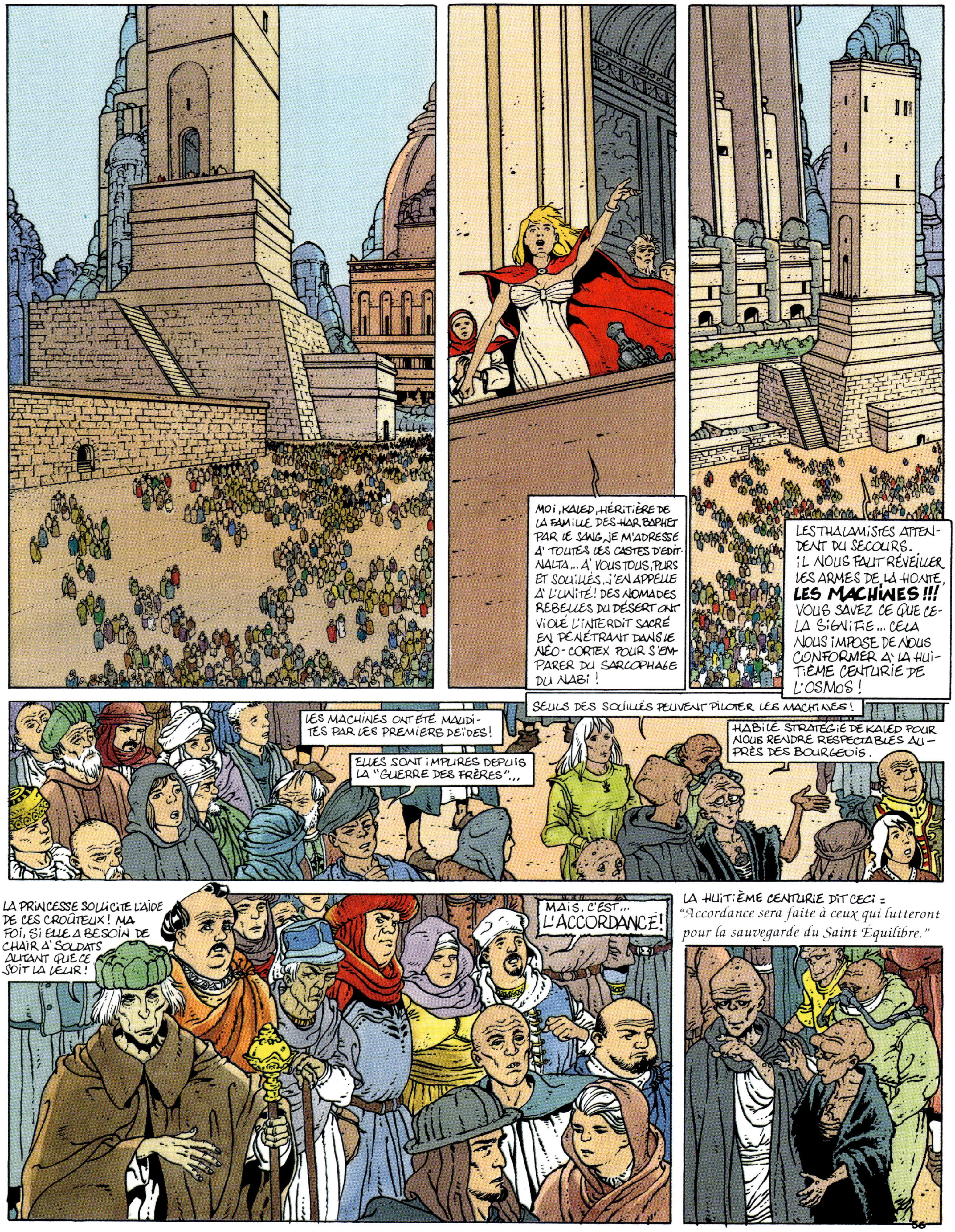

MOI, KALED, HÉRITIÈRE DE LA FAMILLE DES HAR BAPHET PAR LE SANG, JE M'ADRESSE À TOUTES LES CASTES D'EDIT-NALTA... À VOUS TOUS, PURS ET SOUILLÉS... J'EN APPELLE À L'UNITÉ! DES NOMADES REBELLES DU DÉSERT ONT VIOLÉ L'INTERDIT SACRÉ EN PÉNÉTRANT DANS LE NÉO-CORTEX POUR S'EMPARER DU SARCOPHAGE DU NABI!
LES THALAMISTES ATTENDENT DU SECOURS. IL NOUS FAUT RÉVEILLER LES ARMES DE LA HONTE, **LES MACHINES!!!** VOUS SAVEZ CE QUE CELA SIGNIFIE... CELA NOUS IMPOSE DE NOUS CONFORMER À LA HUITIÈME CENTURIE DE L'OSMOS!
SEULS DES SOUILLÉS PEUVENT PILOTER LES MACHINES!
LES MACHINES ONT ÉTÉ MAUDITES PAR LES PREMIERS DEÏDES!
ELLES SONT IMPURES DEPUIS LA "GUERRE DES FRÈRES"...
HABILE STRATÉGIE DE KALED POUR NOUS RENDRE RESPECTABLES AUPRÈS DES BOURGEOIS.
LA PRINCESSE SOLLICITE L'AIDE DE CES CROÛTEUX! MA FOI, SI ELLE A BESOIN DE CHAIR À SOLDATS AUTANT QUE CE SOIT LA LEUR!
MAIS, C'EST... L'ACCORDANCE!
LA HUITIÈME CENTURIE DIT CECI :
"Accordance sera faite à ceux qui lutteront pour la sauvegarde du Saint Équilibre."

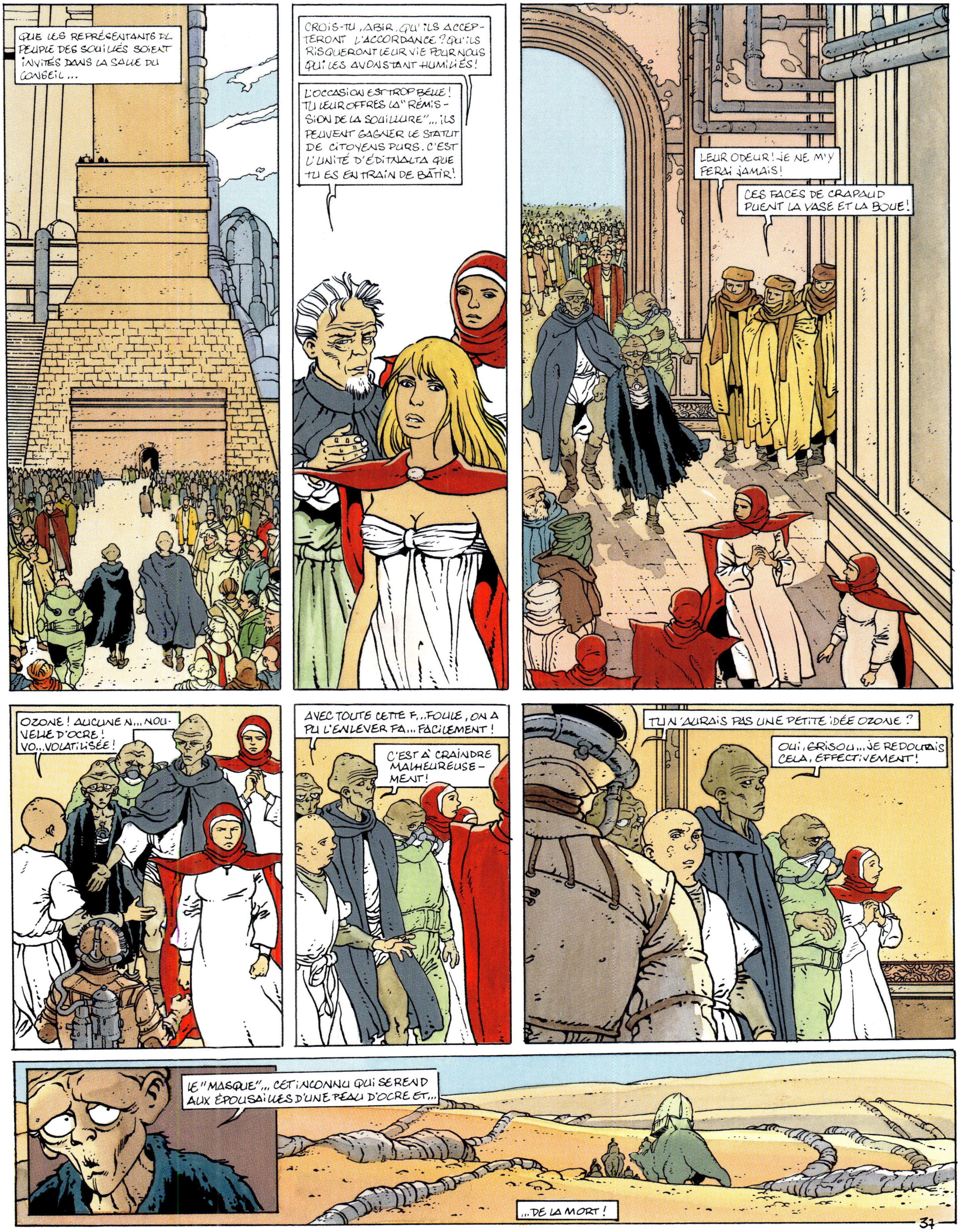
QUE LES REPRÉSENTANTS DU PEUPLE DES SOUILLÉS SOIENT INVITÉS DANS LA SALLE DU CONSEIL...
CROIS-TU, ABIR, QU'ILS ACCEPTERONT L'ACCORDANCE? QU'ILS RISQUERONT LEUR VIE POUR NOUS QUI LES AVONS TANT HUMILIÉS!
L'OCCASION EST TROP BELLE! TU LEUR OFFRES LA "RÉMISSION DE LA SOUILLURE"... ILS PEUVENT GAGNER LE STATUT DE CITOYENS PURS. C'EST L'UNITÉ D'ÉDITNALTA QUE TU ES EN TRAIN DE BÂTIR!
LEUR ODEUR! JE NE M'Y FERAI JAMAIS!
CES FACES DE CRAPAUD PUENT LA VASE ET LA BOUE!
OZONE! AUCUNE N... NOUVELLE D'OCRE! VO... VOLATILISÉE!
AVEC TOUTE CETTE F... FOULE, ON A PU L'ENLEVER FA... FACILEMENT!
C'EST À CRAINDRE MALHEUREUSEMENT!
TU N'AURAIS PAS UNE PETITE IDÉE OZONE?
OUI, GRISOU... JE REDOUTAIS CELA, EFFECTIVEMENT!
LE "MASQUE"... CET INCONNU QUI SE REND AUX ÉPOUSAILLES D'UNE PEAU D'OCRE ET...
...DE LA MORT!

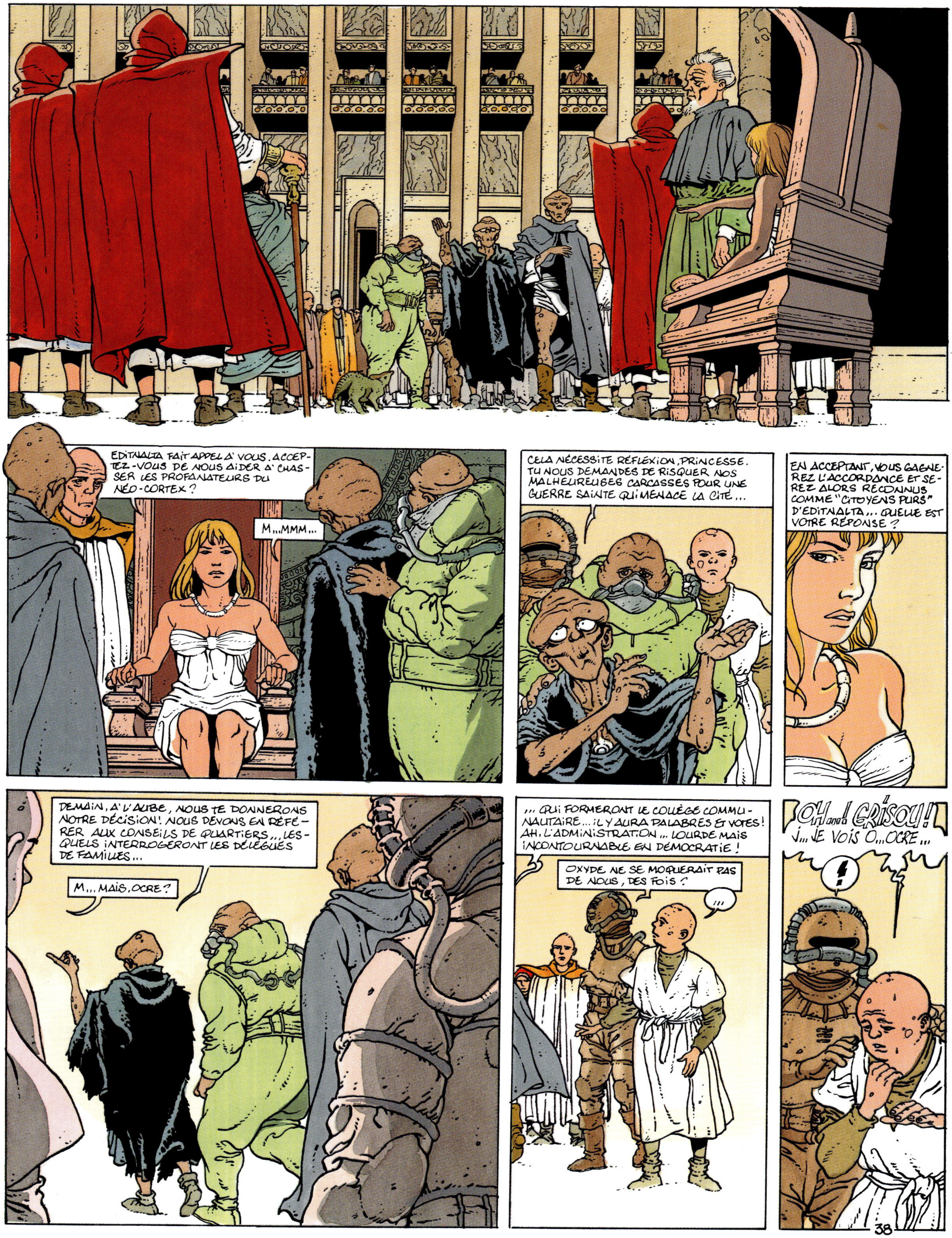
EDITNALTA FAIT APPEL À VOUS. ACCEPTEZ-VOUS DE NOUS AIDER À CHASSER LES PROFANATEURS DU NÉO-CORTEX ?
M... MMM...
CELA NÉCESSITE RÉFLEXION, PRINCESSE. TU NOUS DEMANDES DE RISQUER NOS MALHEUREUSES CARCASSES POUR UNE GUERRE SAINTE QUI MENACE LA CITÉ...
EN ACCEPTANT, VOUS GAGNEREZ L'ACCORDANCE ET SEREZ ALORS RECONNUS COMME "CITOYENS PURS" D'EDITNALTA... QUELLE EST VOTRE RÉPONSE ?
DEMAIN, À L'AUBE, NOUS TE DONNERONS NOTRE DÉCISION! NOUS DEVONS EN RÉFÉRER AUX CONSEILS DE QUARTIERS... LESQUELS INTERROGERONT LES DÉLÉGUÉS DE FAMILLES...
M... MAIS, OCRE ?
... QUI FORMERONT LE COLLÈGE COMMUNAUTAIRE... IL Y AURA PALABRES ET VOTES ! AH, L'ADMINISTRATION... LOURDE MAIS INCONTOURNABLE EN DÉMOCRATIE !
OXYDE NE SE MOQUERAIT PAS DE NOUS, DES FOIS ?
...
OH...! GRISOU! J... JE VOIS O... OCRE...
!
38

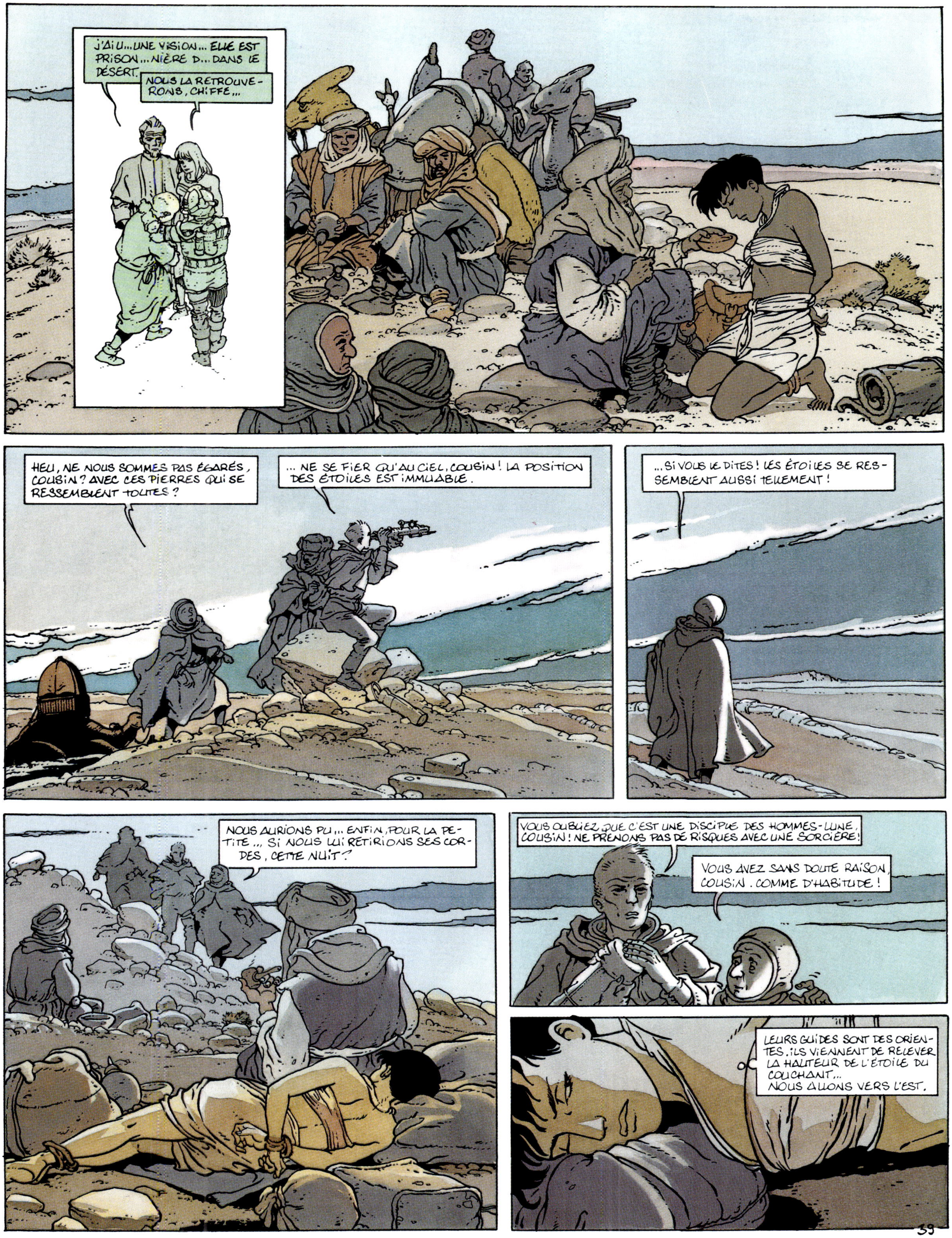
J'AI U... UNE VISION... ELLE EST PRISON... NIÈRE D... DANS LE DÉSERT.
NOUS LA RETROUVERONS, CHIFFE...
HEU, NE NOUS SOMMES PAS ÉGARÉS, COUSIN? AVEC CES PIERRES QUI SE RESSEMBLENT TOUTES?
... NE SE FIER QU'AU CIEL, COUSIN! LA POSITION DES ÉTOILES EST IMMUABLE.
... SI VOUS LE DITES! LES ÉTOILES SE RESSEMBLENT AUSSI TELLEMENT!
NOUS AURIONS PU... ENFIN, POUR LA PETITE... SI NOUS LUI RETIRIONS SES CORDES, CETTE NUIT?
VOUS OUBLIEZ QUE C'EST UNE DISCIPLE DES HOMMES-LUNE, COUSIN! NE PRENONS PAS DE RISQUES AVEC UNE SORCIÈRE!
VOUS AVEZ SANS DOUTE RAISON, COUSIN. COMME D'HABITUDE!
LEURS GUIDES SONT DES ORIENTES. ILS VIENNENT DE RELEVER LA HAUTEUR DE L'ÉTOILE DU COUCHANT...
NOUS ALLONS VERS L'EST.
39

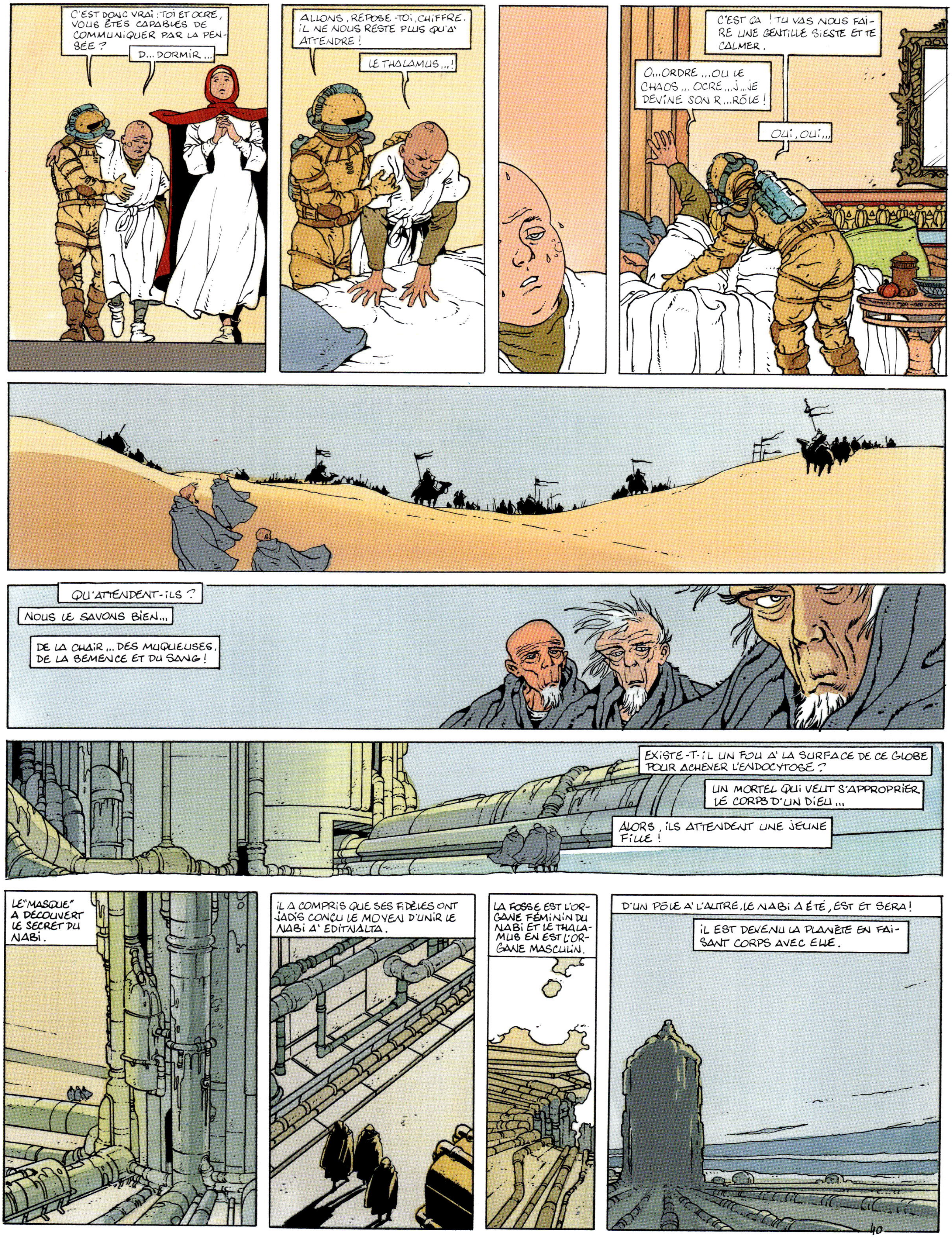
C'EST DONC VRAI : TOI ET OCRE, VOUS ÊTES CAPABLES DE COMMUNIQUER PAR LA PENSÉE ?
D... DORMIR...
ALLONS, REPOSE-TOI, CHIFFRE. IL NE NOUS RESTE PLUS QU'À ATTENDRE !
LE THALAMUS...!
C'EST ÇA ! TU VAS NOUS FAIRE UNE GENTILLE SIESTE ET TE CALMER.
O... ORDRE... OU LE CHAOS... OCRE... J... JE DEVINE SON R... RÔLE !
OUI, OUI...
QU'ATTENDENT-ILS ?
NOUS LE SAVONS BIEN...
DE LA CHAIR... DES MUQUEUSES, DE LA SEMENCE ET DU SANG !
EXISTE-T-IL UN FOU À LA SURFACE DE CE GLOBE POUR ACHEVER L'ENDOCYTOSE ?
UN MORTEL QUI VEUT S'APPROPRIER LE CORPS D'UN DIEU...
ALORS, ILS ATTENDENT UNE JEUNE FILLE !
LE "MASQUE" A DÉCOUVERT LE SECRET DU NABI.
IL A COMPRIS QUE SES FIDÈLES ONT JADIS CONÇU LE MOYEN D'UNIR LE NABI À EDITNALTA.
LA FOSSE EST L'ORGANE FÉMININ DU NABI ET LE THALAMUS EN EST L'ORGANE MASCULIN.
D'UN PÔLE À L'AUTRE, LE NABI A ÉTÉ, EST ET SERA !
IL EST DEVENU LA PLANÈTE EN FAISANT CORPS AVEC ELLE.

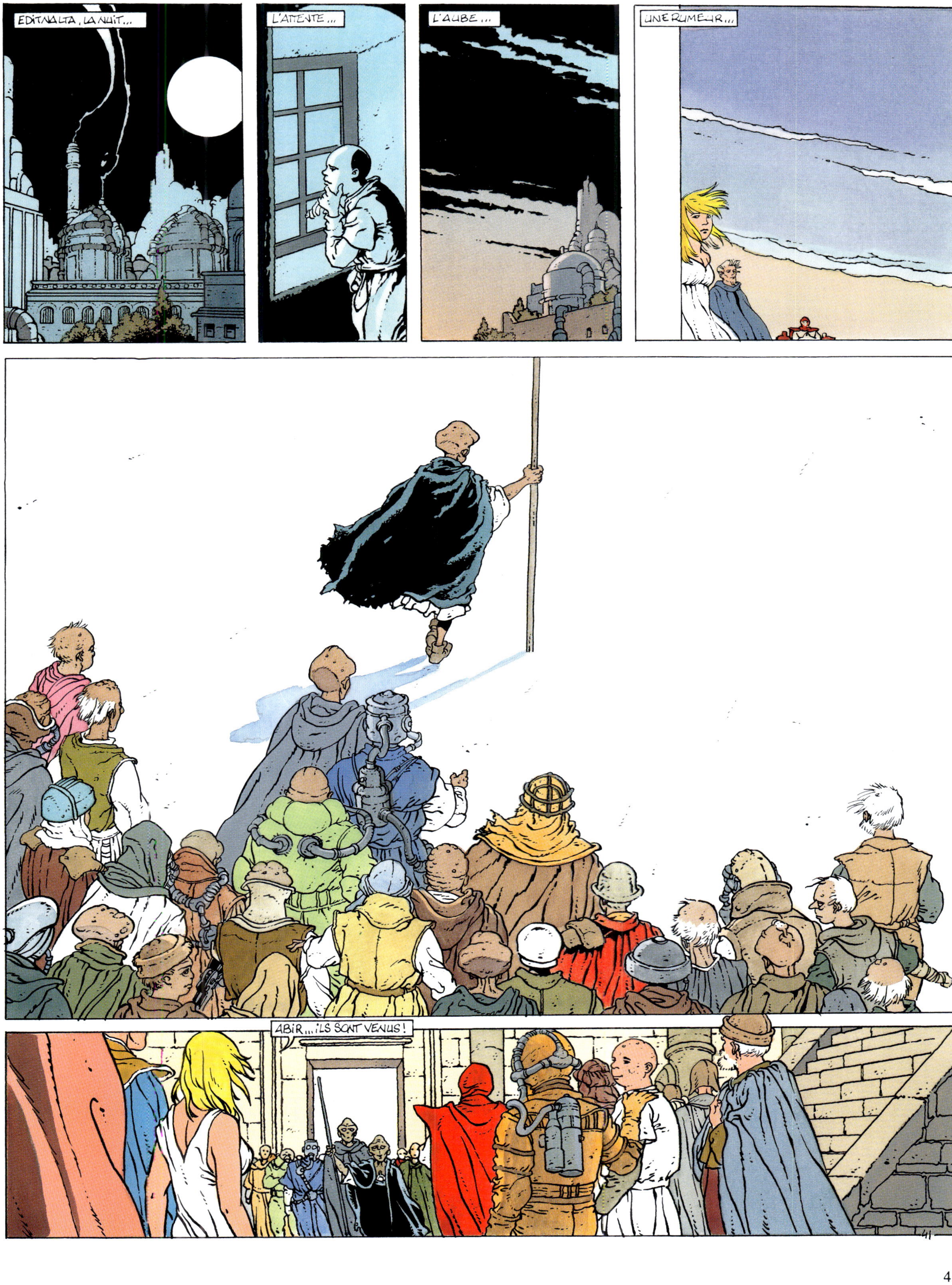
EDITNALTA, LA NUIT...
L'ATTENTE...
L'AUBE...
UNE RUMEUR...
ABIR... ILS SONT VENUS!
41

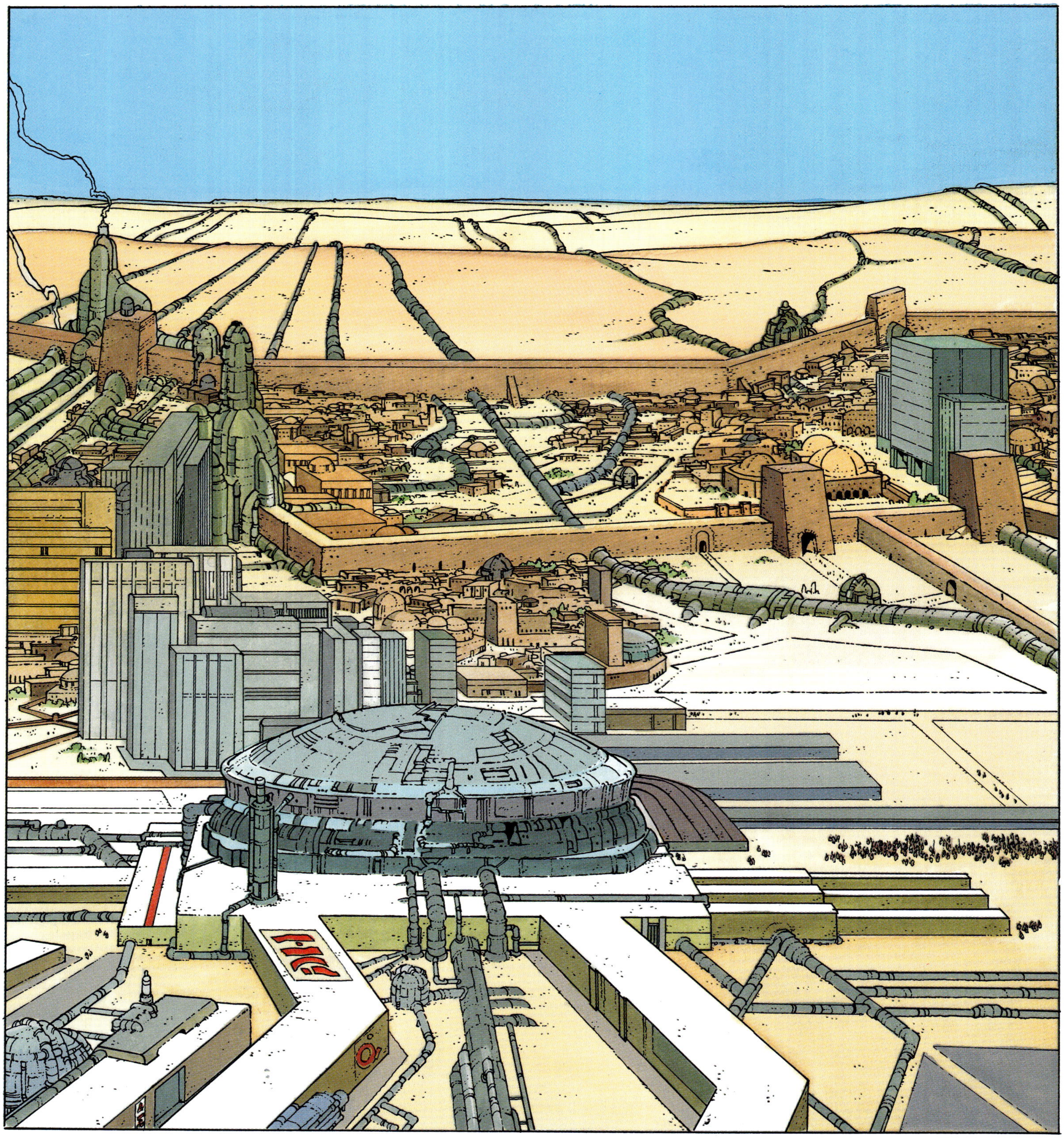

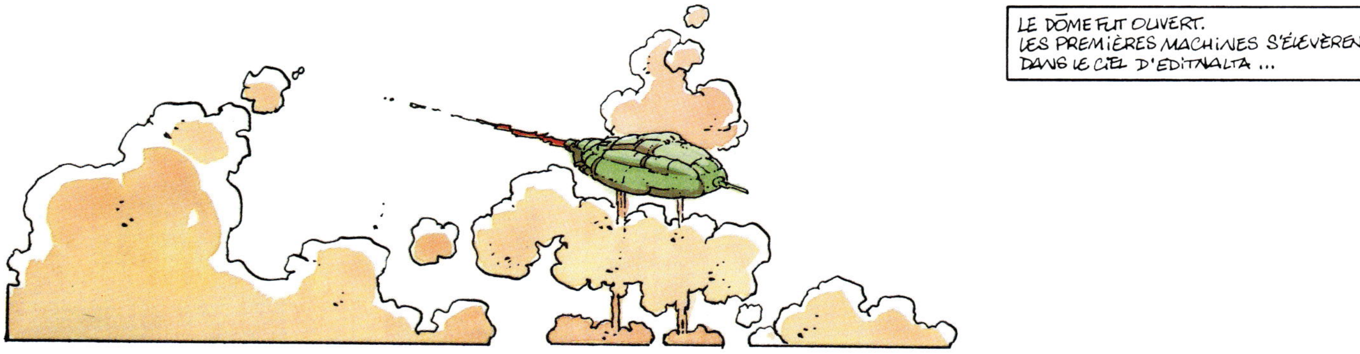
LE DÔME FUT OUVERT.
LES PREMIÈRES MACHINES S'ÉLEVÈRENT
DANS LE CIEL D'EDITNALTA ...

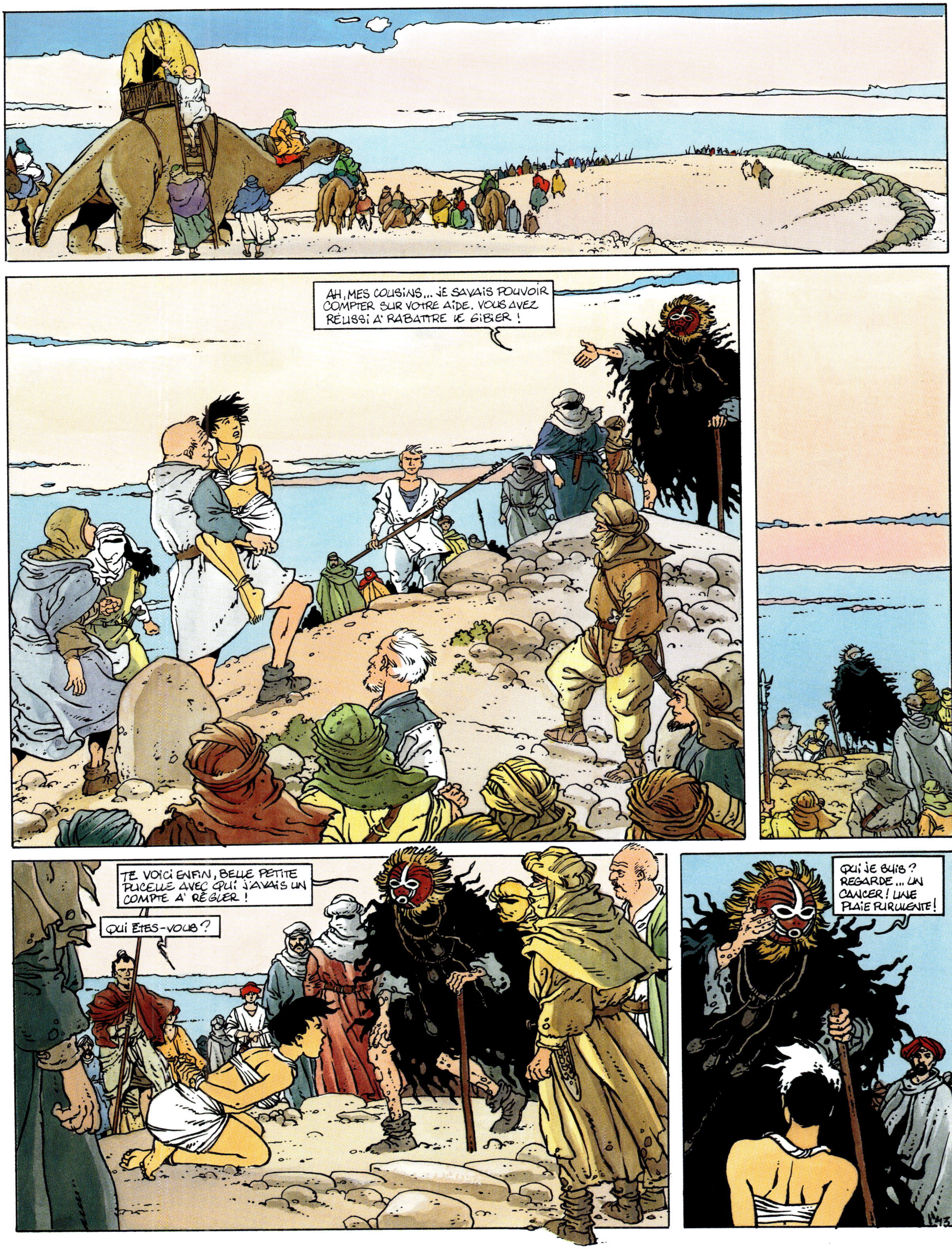
AH, MES COUSINS... JE SAVAIS POUVOIR COMPTER SUR VOTRE AIDE. VOUS AVEZ RÉUSSI À RABATTRE LE GIBIER !
TE VOICI ENFIN, BELLE PETITE PUCELLE AVEC QUI J'AVAIS UN COMPTE À RÉGLER !
QUI ÊTES-VOUS ?
QUI JE SUIS ? REGARDE... UN CANCER ! UNE PLAIE PURULENTE !

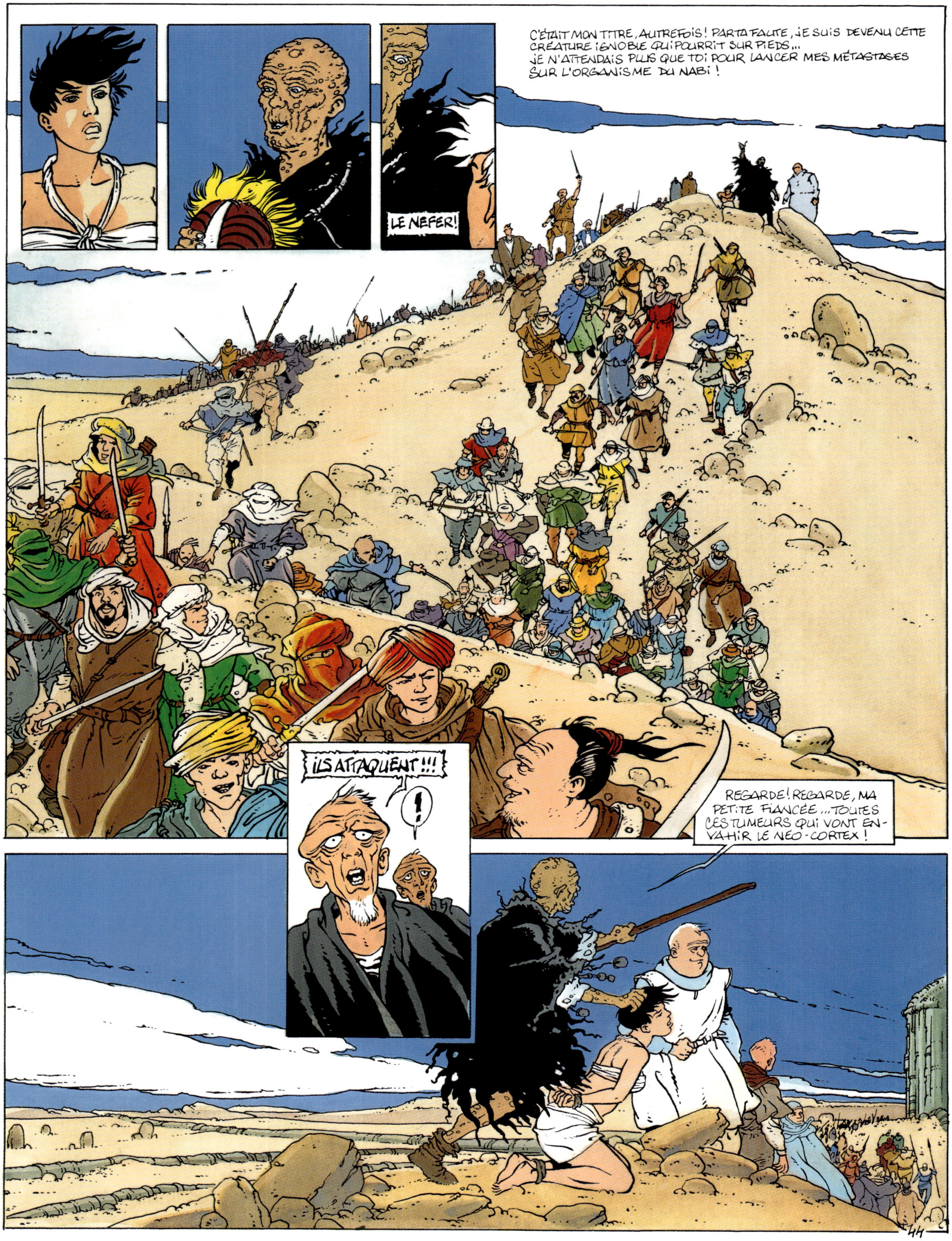
LE NEFER!
C'ÉTAIT MON TITRE, AUTREFOIS! PAR TA FAUTE, JE SUIS DEVENU CETTE CRÉATURE IGNOBLE QUI POURRIT SUR PIEDS...
JE N'ATTENDAIS PLUS QUE TOI POUR LANCER MES MÉTASTASES SUR L'ORGANISME DU NABI!
ILS ATTAQUENT!!!
!
REGARDE! REGARDE, MA PETITE FIANCÉE... TOUTES CES TUMEURS QUI VONT ENVAHIR LE NÉO-CORTEX!

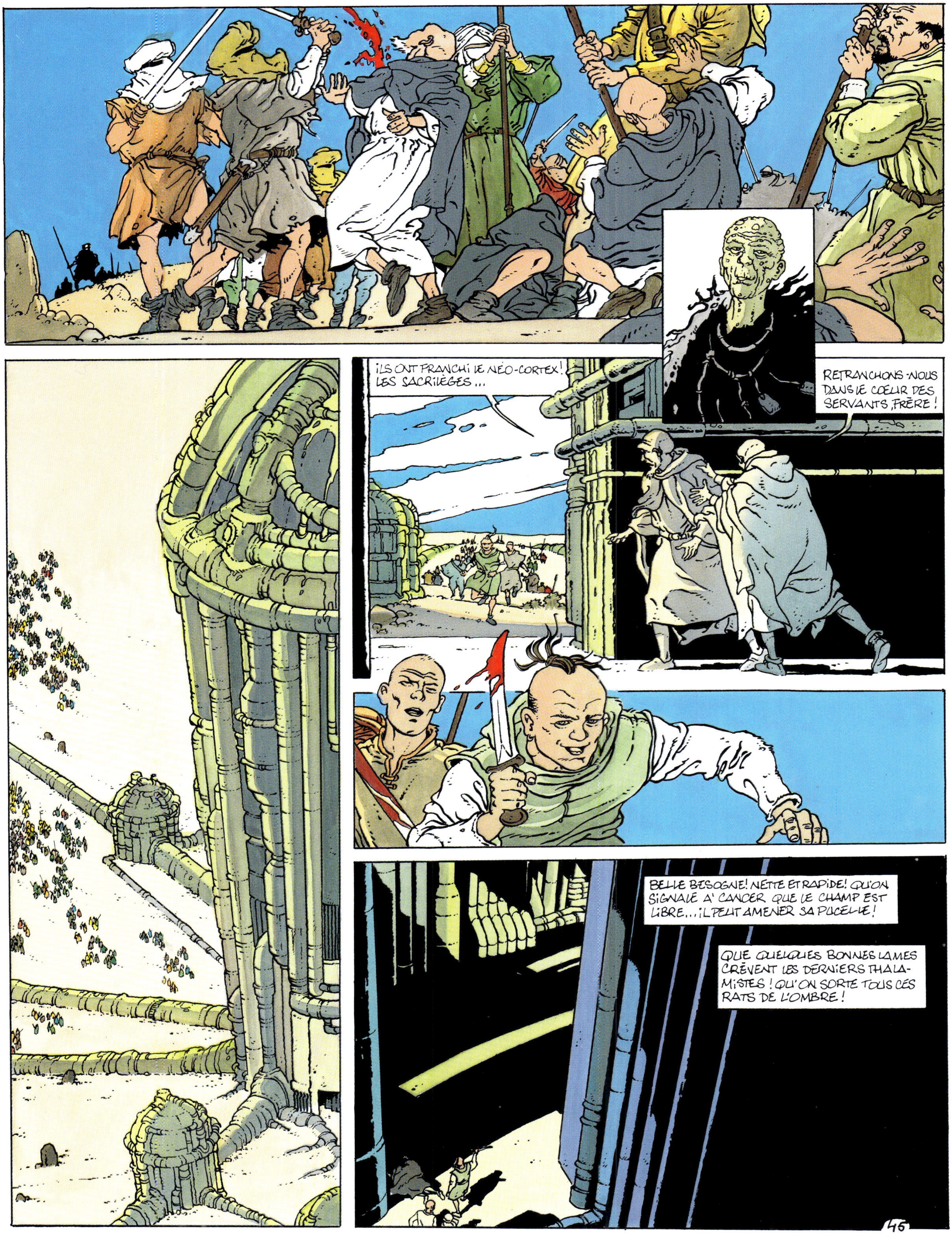
¡LS ONT FRANCHI LE NÉO-CORTEX ! LES SACRILÈGES...
RETRANCHONS-NOUS DANS LE COEUR DES SERVANTS, FRÈRE !
BELLE BESOGNE ! NETTE ET RAPIDE ! QU'ON SIGNALE À CANCER QUE LE CHAMP EST LIBRE... ¡IL PEUT AMENER SA PUCELLE !
QUE QUELQUES BONNES LAMES CRÈVENT LES DERNIERS THALAMISTES ! QU'ON SORTE TOUS CES RATS DE L'OMBRE !
46

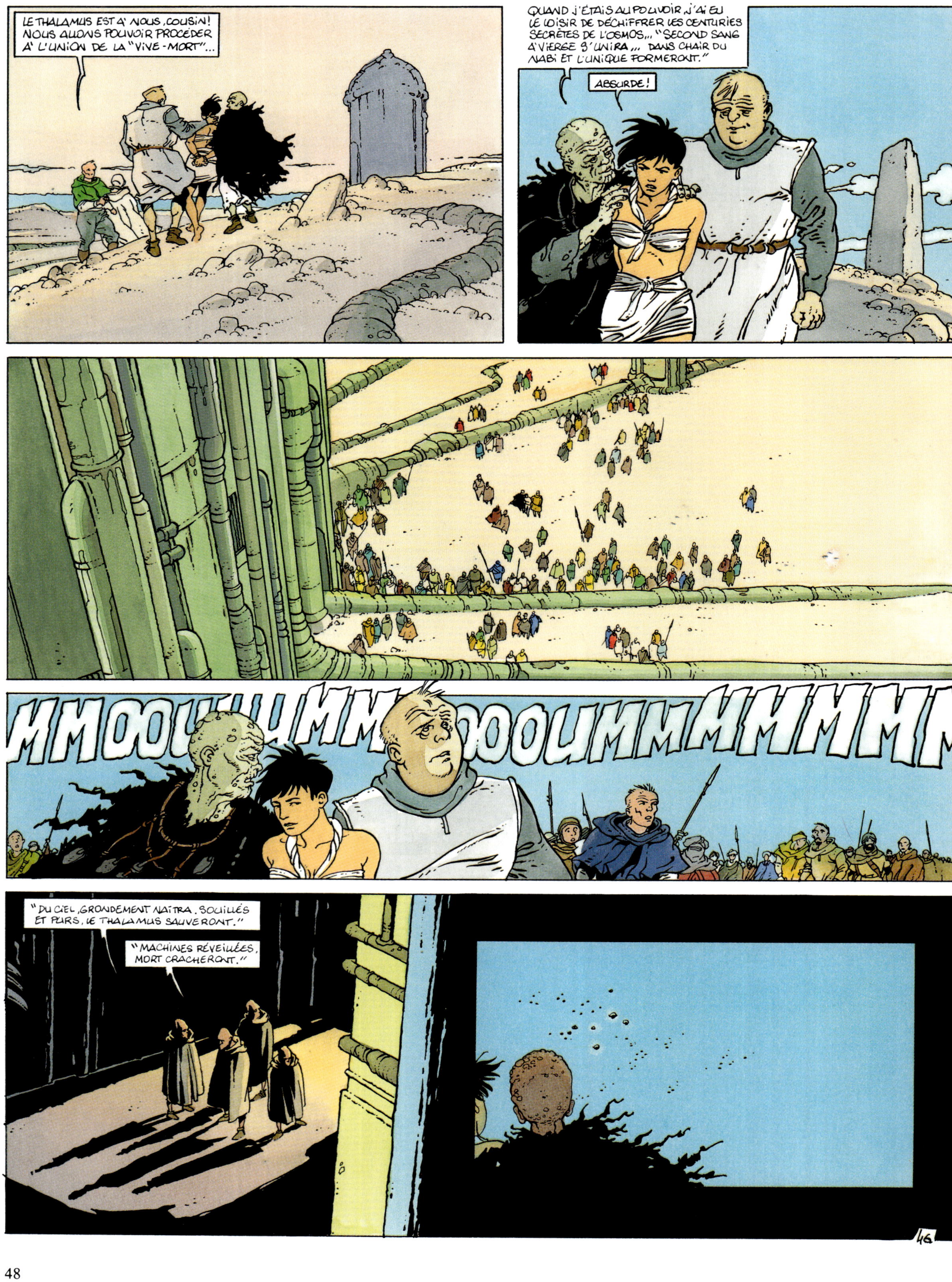
LE THALAMUS EST À NOUS, COUSIN! NOUS ALLONS POUVOIR PROCÉDER À L'UNION DE LA "VIVE-MORT"...
QUAND J'ÉTAIS AU POUVOIR, J'AI EU LE LOISIR DE DÉCHIFFRER LES CENTURIES SECRÈTES DE L'OSMOS,,, "SECOND SANG À VIERGE S'UNIRA,,, DANS CHAIR DU NABI ET L'UNIQUE FORMERONT."
ABSURDE!
MMOOUUMMOOOUMMMMMMMM
"DU CIEL, GRONDEMENT NAîTRA. SOUILLÉS ET PURS, LE THALAMUS SAUVERONT."
"MACHINES RÉVEILLÉES, MORT CRACHERONT."

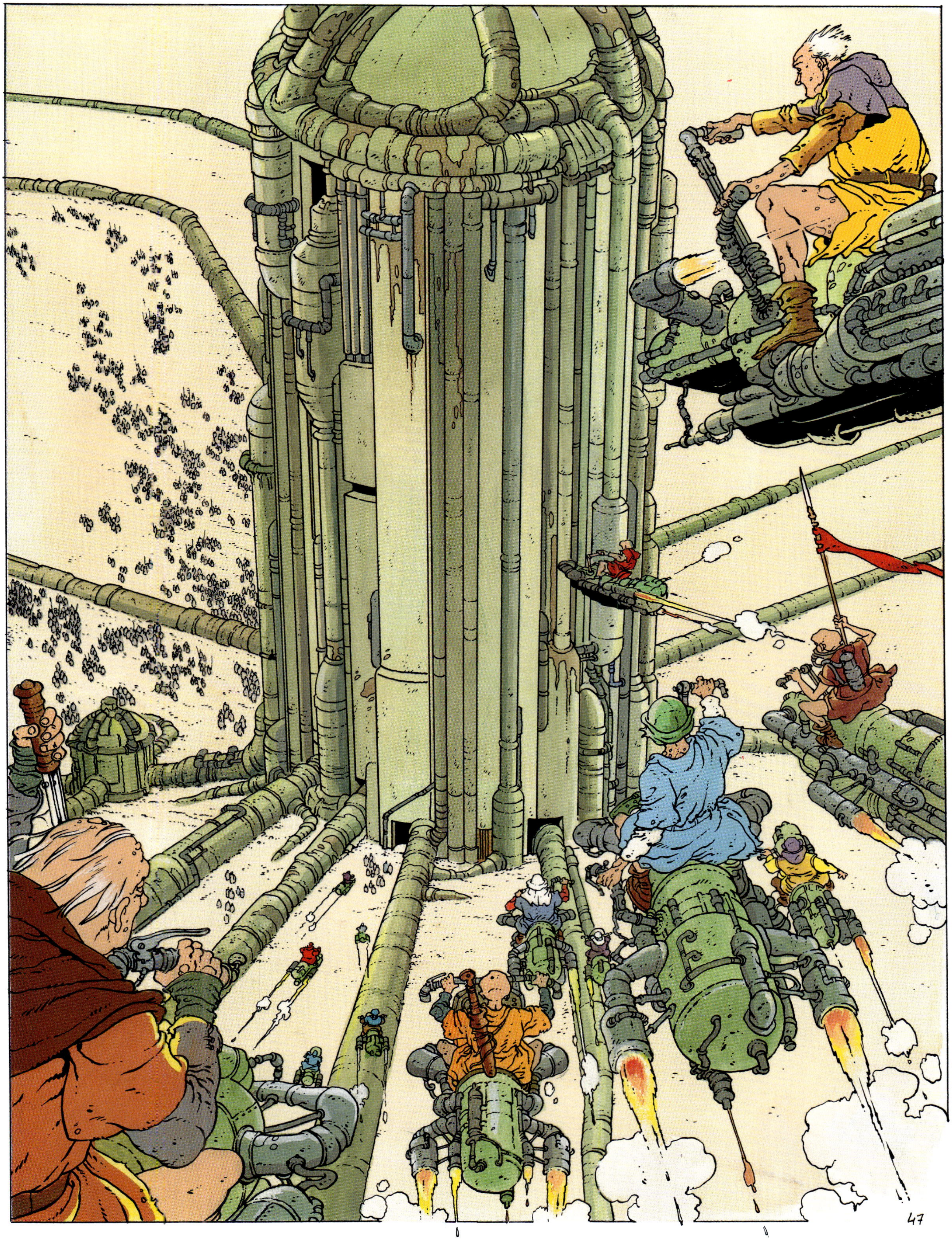
47

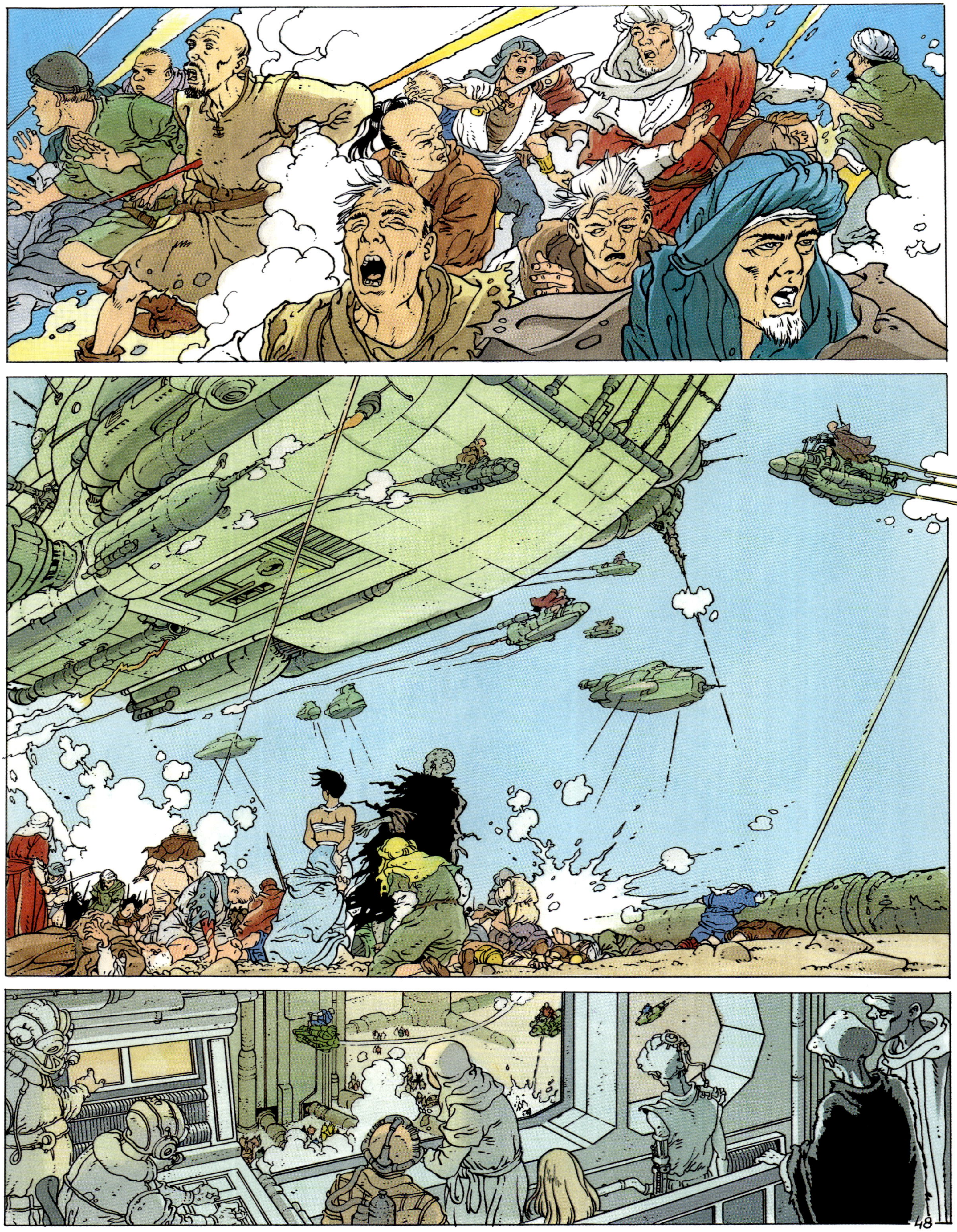
48

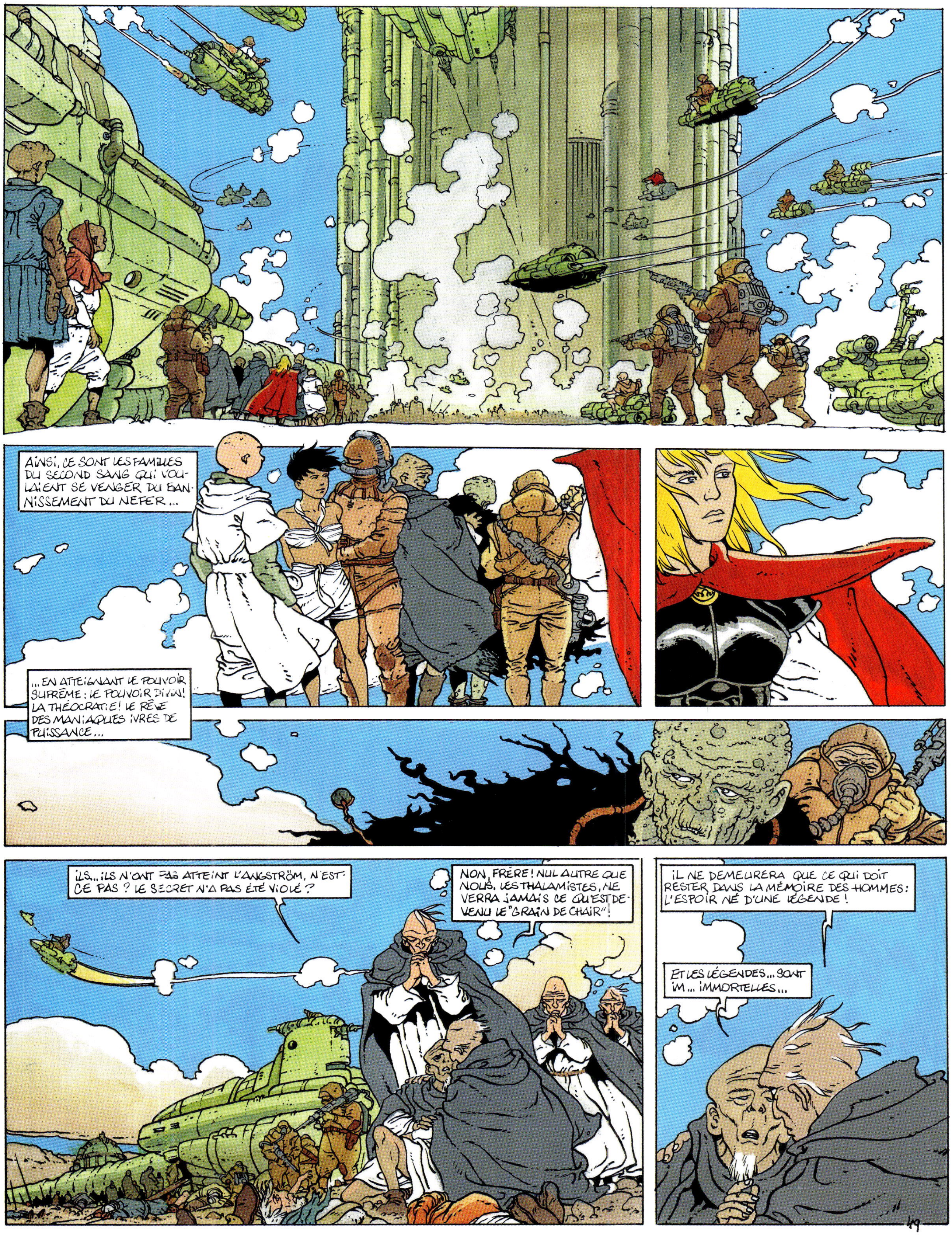
AINSI, CE SONT LES FAMILLES DU SECOND SANG QUI VOULAIENT SE VENGER DU BANNISSEMENT DU NEFER...
...EN ATTEIGNANT LE POUVOIR SUPRÊME : LE POUVOIR DIVIN ! LA THÉOCRATIE ! LE RÊVE DES MANIAQUES IVRES DE PUISSANCE...
ILS... ILS N'ONT PAS ATTEINT L'ANGSTRÖM, N'EST-CE PAS ? LE SECRET N'A PAS ÉTÉ VIOLÉ ?
NON, FRÈRE ! NUL AUTRE QUE NOUS, LES THALAMISTES, NE VERRA JAMAIS CE QU'EST DEVENU LE "GRAIN DE CHAIR" !
IL NE DEMEURERA QUE CE QUI DOIT RESTER DANS LA MÉMOIRE DES HOMMES : L'ESPOIR NÉ D'UNE LÉGENDE !
ET LES LÉGENDES... SONT IM... IMMORTELLES...
49

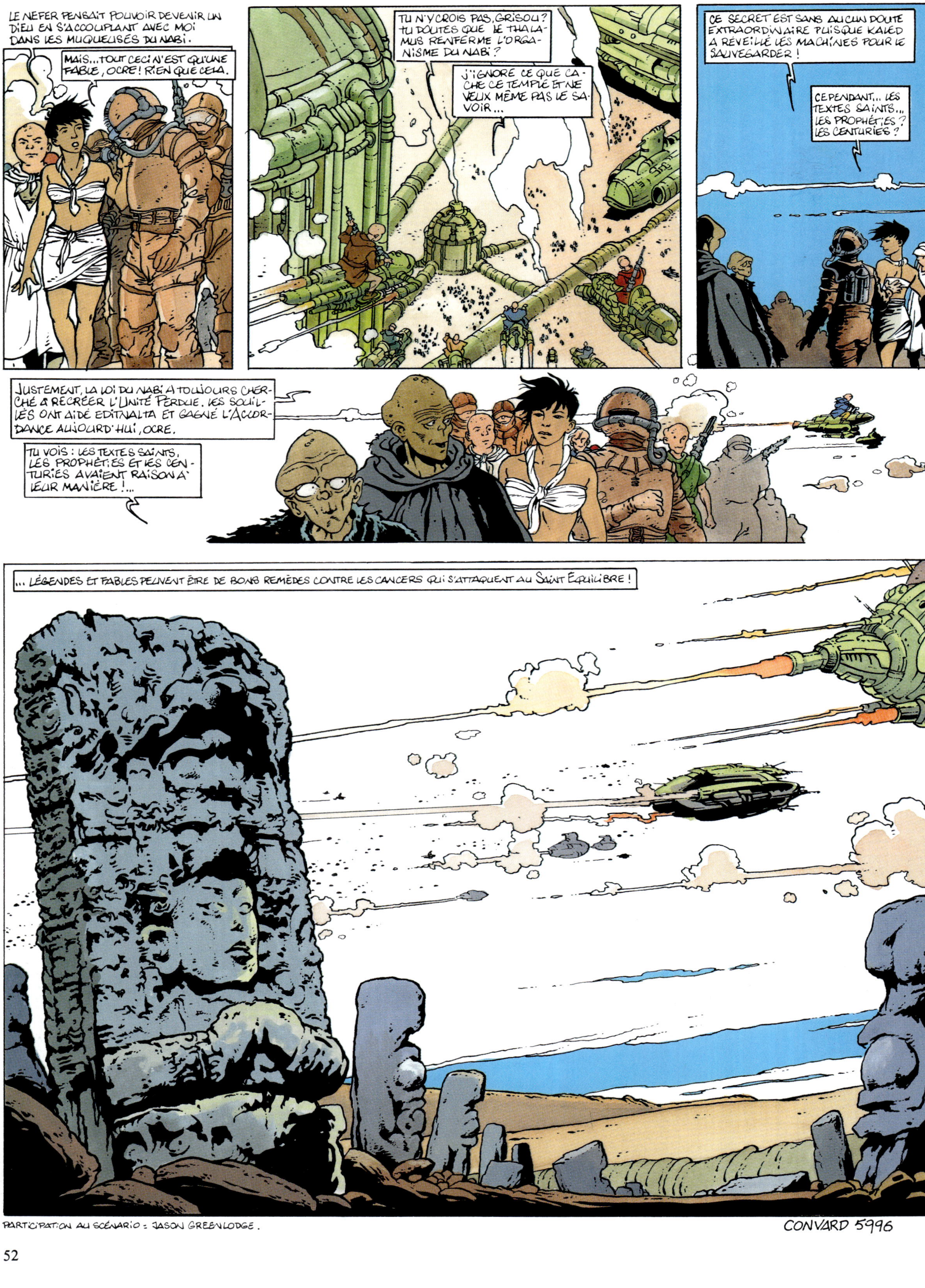

PARTICIPATION AU SCÉNARIO : JASON GREENLODGE.

CONVARD 5996